Beratung und Therapie bei Erwachsenen mit Lernschwierigkeiten

Beratung und Therapie bei Erwachsenen mit Lernschwierigkeiten

Veronika Hermes

Veronika Hermes

Beratung und Therapie bei Erwachsenen mit Lernschwierigkeiten

Das Praxishandbuch mit systemisch-ressourcenorientiertem Hintergrund

2., überarbeitete Auflage

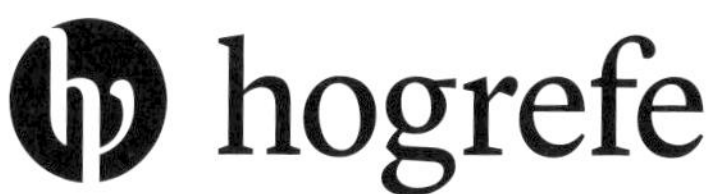

Veronika Hermes, Dipl.-Psych.
Türkenfelder Straße 8e
82269 Geltendorf
Deutschland
E-Mail: vero.hermes@gmx.de

Bibliografische Information der Deutschen Nationalbibliothek
Die Deutsche Nationalbibliothek verzeichnet diese Publikation in der Deutschen Nationalbibliografie; detaillierte bibliografische Daten sind im Internet über http://www.dnb.de abrufbar.

Anregungen und Zuschriften bitte an:
Hogrefe AG
Lektorat Psychologie
Länggass-Strasse 76
3012 Bern
Schweiz
Tel. +41 31 300 45 00
info@hogrefe.ch
www.hogrefe.ch

Lektorat: Dr. Susanne Lauri
Bearbeitung: Edeltraud Schönfeldt, Berlin
Herstellung: Daniel Berger
Umschlagabbildung: Solstock, Gettyimages.com
Umschlag: Claude Borer, Riehen
Satz: punktgenau GmbH, Bühl
Druck und buchbinderische Verarbeitung: Multiprint Ltd., Kostinbrod
Printed in Bulgaria
Auf säurefreiem Papier gedruckt

Die erste Auflage erschien 2017 unter dem Titel „Beratung und Therapie bei Erwachsenen mit geistiger Behinderung".

2., überarbeitete Auflage 2023

(E-Book-ISBN_PDF 978-3-456-96254-2)
(E-Book-ISBN_EPUB 978-3-456-76254-8)
ISBN 978-3-456-86254-5
https://doi.org/10.1024/86254-000

Inhaltsverzeichnis

Vorwort zur 2. Auflage 9

Einleitung 11
Warum dieses Buch? 11
Einige sprachliche Überlegungen 12
Therapie und Beratung von Menschen mit Lernschwierigkeiten . . 13
Beratung durch Menschen mit Lernschwierigkeiten – Peer Counseling 16
Aus der Praxis: Beraterinnen mit Lernschwierigkeiten im Interview 17

Teil 1 21

1 Eckpfeiler der systemischen Theorie 22
1.1 Die Entwicklung der Familientherapie 23
1.2 Systemverstörung – vertraue darauf, dass die Ergebnisse deiner Interventionen nicht planbar sind 25
1.3 Zirkuläres Denken – suche nach der Funktion von Verhalten und nicht nach seinen Ursachen 26
1.4 Sinnhaftigkeit – vertraue darauf, dass deine Klienten nichts machen, was ihnen sinnlos erscheint 28
1.5 Konstruktivismus – du nimmst nur wahr, was du wahrnehmen kannst 30
1.6 Expertentum – vertraue darauf, dass dein Klient der Experte für sein Leben ist 33
1.7 Neutralität – jede Lösung ist zunächst gleich gut oder schlecht wie eine andere 35
1.8 Ressourcen und Lösungen – glaube an die Stärken deiner Klienten und schaue in die Zukunft 36

1.9 Systemische Fragen – Fragen sind bereits Interventionen . . 39
1.10 Menschen mit Behinderungen und ihre Systeme 40

Teil 2 43

2 Anpassungen des Rahmens 44
2.1 Leichte Sprache und Einfache Sprache 45
2.1.1 Leichte und Einfache Sprache – was ist das? 46
2.1.2 Leichte Sprache in Beratung und Therapie 48
2.2 Das Setting 54
2.2.1 Der zeitliche Rahmen 54
2.2.2 Die Auftragsklärung 58
2.2.3 Schweigepflicht 61
2.3 Material 65
2.3.1 Stofftiere und Handpuppen 65
2.3.2 Aufschreiben und aufzeichnen 66
2.3.3 Spiele, Mandalas und Massagen 67
2.4 Emotionale Entwicklung 69

Teil 3 73

3 Methoden und ihre Anpassungen 74
3.1 Das System im Blick 75
3.1.1 Genogramm 75
3.1.2 Netzwerkkarte 80
3.1.3 Skulpturarbeit 83
3.1.4 Der gestalterische Umgang mit dem inneren System 86
3.2 Denk mal anders – neue Blickwinkel ermöglichen 91
3.2.1 Zirkuläre Fragen 91
3.2.2 Reframing (Umdeutung) 93
3.2.3 Skalierung 95
3.3 Auf der Suche nach dem Guten – systemische Fragen zur Ressourcenaktivierung 100
3.3.1 Ressourcenfragen 100
3.3.2 Die Wunderfrage 104
3.3.3 Diamantkräfte 107

3.3.4 Die Frage nach der Ausnahme 109
3.3.5 Verdeutlichen von Relationen 111
3.3.6 Die Frage nach der Verschlimmerung 113
3.4 Bis zum nächsten Mal – Interventionen für die Zeit zwischen den Sitzungen 116
3.4.1 Hausaufgaben 116
3.4.2 Tagebuch 119
3.4.3 Notfallkoffer 122
3.4.4 Anker 126
3.5 Aber die ist doch gar nicht da! – Von der Arbeit mit abwesenden Dritten 128
3.5.1 Tue das Ungewöhnliche 128
3.5.2 Brief an einen Verstorbenen 130
3.6 Ja wie denn nun? – Vom Umgang mit Ambivalenzen und ihrem Wert für die Selbstbestimmung 133
3.6.1 Das innere Team anhören 133
3.6.2 Die Motivationswaage 136
3.7 Mehr Schwung! – Methoden jenseits einer rein sprachlichen Problembearbeitung 140
3.7.1 Walk and Talk 141
3.7.2 Der Wuteimer 142
3.7.3 Entspannungsübungen und Fantasiereisen 144
3.7.4 Zeitfluss 147
3.8 Wie geht's denn so? – Emotionale Entwicklung fördern 150
3.8.1 Erarbeiten von Emotionen 150
3.8.2 Validierung, Anerkennung, Wertschätzung 155
3.9 Augen auf für den Prozess – von Verträgen und Verläufen . . . 158
3.9.1 Verträge 158
3.9.2 Veränderungen wahrnehmen 161
3.10 Auf Wiedersehen – Interventionen zum Abschluss einer Beratung 164

Teil 4 165

4 Beraten in Einfacher Sprache 166
4.1 Einleitung 167
4.2 Das ist wichtig in einer Beratung 169

4.3 Methoden . . . 171
4.3.1 Netzwerk-Karten . . . 172
4.3.2 Fragen nach den Stärken . . . 173
4.3.3 Diamant-Kräfte . . . 175
4.3.4 Skalierung . . . 176
4.3.5 Zeit-Fluss . . . 179
4.3.6 Das Innere Team . . . 181
4.3.7 Der Wut-Eimer . . . 183
4.3.8 Anker . . . 184

Literatur . . . 185

Abbildungsverzeichnis . . . 189

Tabellenverzeichnis . . . 191

Über die Autorin . . . 193

Sachwortverzeichnis . . . 195

Vorwort zur 2. Auflage

Die erste Auflage des vorliegenden Buches erschien 2017 unter dem Titel „Beratung und Therapie bei Erwachsenen mit geistiger Behinderung“. Bei der Durchsicht zur Vorbereitung der zweiten Auflage bemerkte ich, dass einige Begrifflichkeiten und auch Einschätzungen von damals für mich heute nicht mehr stimmig sind – angefangen beim Titel, der nun von Menschen mit Lernschwierigkeiten spricht, was sich als Bezeichnung für Menschen mit kognitiven Beeinträchtigungen immer mehr durchsetzt, bis hin zu einigen Beispielen, die ich heute anders nuancieren würde. Hier ist eine Veränderung von Haltung und Wahrnehmung spürbar, die zu einer Überarbeitung einlud. Hinzu kam, dass ich im April 2021 eine inklusive Weiterbildungsgruppe aus Teilnehmenden mit und ohne Lernschwierigkeiten kennenlernen durfte, die am Zentrum für inklusive Bildung und Beratung (ZiBB e.V.) eine Weiterbildung zum Berater/zur Beraterin absolvierte. Zwei Ideen haben uns gemeinschaftlich danach nicht mehr losgelassen: Erstens der Wunsch, viel mehr Menschen mit Lernschwierigkeiten auszubilden, damit diese im Sinne einer Peer-Beratung aktiv werden können. Und zweitens die Notwendigkeit, Beratungsmaterial in Einfacher Sprache bereitzustellen, mit dem Beratende mit Lernschwierigkeiten direkt arbeiten können.

Dankenswerter Weise hat sich der Hogrefe Verlag sofort auf dieses Experiment eingelassen und so halten Sie heute eine erweitere Neuauflage in den Händen, mit einem vierten Teil, der ausgewählte Methoden in Einfacher Sprache beschreibt und sich explizit an Beraterinnen und Berater mit Lernschwierigkeiten richtet. In diesem Zusammenhang bedanke ich mich bei der Ausbildungsgruppe des ZiBB, die mich tatkräftig bei der Auswahl der Methoden unterstützt hat, bei Rosa, Lena und Kerstin, die mir ihre Türen weit geöffnet haben, und bei Katharina und Jessika für das Interview!

Geltendorf, Januar 2023

Veronika Hermes

Einleitung

Warum dieses Buch?

Ich bin systemische Therapeutin und Supervisorin und berate und therapiere seit vielen Jahren Kinder und Erwachsene mit sogenannter geistiger Behinderung (eine Klärung der Begrifflichkeiten erfolgt im nächsten Abschnitt). Wenn ich in meinen Weiterbildungen die Frage stellte, wie ich systemisch mit diesen Klienten und Klientinnen arbeiten könne, lautete der Rat meist, die Methoden zu verwenden, die auch mit Kindern funktionieren. An sich eine gute Idee, denn so ein Vorgehen passt zum kognitiven Niveau, dem Abstraktionsvermögen und den Transfermöglichkeiten dieser Klientel. Wozu es nicht passt, ist, wenn mir Erwachsene gegenübersitzen, die zwar in all den oben genannten Bereichen eingeschränkt sein mögen, aber dennoch Erwachsene sind – mit einer häufig bewegten Vergangenheit, mit „Erwachsenenerfahrungen" und mit dem berechtigten Anspruch, auch als Erwachsene behandelt zu werden. Inzwischen habe ich meine eigenen Erfahrungen gesammelt und bin der Meinung, dass man die meisten systemischen Methoden bei Erwachsenen mit Lernschwierigkeiten gut anwenden kann, sofern man sie ein wenig anpasst. Und so ist dieses Buch entstanden – um diese Anpassungen weiterzugeben und möglichst viele Kollegen und Kolleginnen zu ermuntern, sich für die Beratung und Therapie von Menschen mit Lernschwierigkeiten zu öffnen.

In der Hoffnung, dass die Inklusion behinderter Menschen weiter voranschreitet und Erwachsene, egal ob mit oder ohne Beeinträchtigungen, in Zukunft „normale" Beratungsstellen aufsuchen, bereitet dieses Buch systemische Interventionen so auf, dass sie im Alltag von Beratung und

Therapie unkompliziert und jederzeit anwendbar sind. Mein Ziel erreicht habe ich, wenn sich Kollegen und Kolleginnen, die nicht in der Behindertenhilfe tätig sind, auf Klienten und Klientinnen mit Lernschwierigkeiten einlassen und die Freude an dieser Arbeit entdecken und wenn diejenigen, die bereits in der Behindertenhilfe arbeiten, systemische Methoden in ihren Handwerkskoffer aufnehmen und sich dadurch bereichert fühlen.

Die beschriebenen Interventionen wurden nicht von mir entwickelt oder erfunden. Das haben begnadete Therapeuten und Therapeutinnen getan, die ihren Erfahrungsschatz Gott sei Dank mitteilten. Allerdings habe ich die Methoden – mal mehr, mal weniger – angepasst an die besonderen Bedürfnisse von Menschen mit Lernschwierigkeiten. Sie sind geeignet für Menschen mit leichter oder mittlerer Intelligenzminderung, denn ein gewisses Maß an sprachlicher Kompetenz und kognitiven Transferleistungen ist vonnöten. Natürlich kann man auch mit Menschen mit einer schweren Intelligenzminderung therapeutisch arbeiten; dann muss man sich jedoch auf nonverbale Methoden verlegen und einen anderen Zugang als den hier beschriebenen finden.

Einige sprachliche Überlegungen

Beim Schreiben eines systemischen Buches, das noch dazu den Konstruktivismus bemüht, kommt man nicht umhin, sich Gedanken über ein paar Formulierungen zu machen.

Die Genderfrage: Schreibe ich in männlicher oder weiblicher Form? Ich bin eine Frau, und ich arbeite überwiegend mit Frauen. Ich habe mich daher entschieden, das Buch im Praxisteil auch überwiegend in der weiblichen Form zu schreiben. Um unseren gewohnten Lesemodus nicht übermäßig zu strapazieren, werde ich in anderen Buchteilen vermehrt auf die männliche Form zurückgreifen.

Die Beratungsfrage: Eine weitere Unterscheidung betrifft die zwischen Beratung und Therapie. Ich bin der Meinung, dass die hier vorgestellten Methoden sowohl beratend als auch therapeutisch wirksam sind, und möchte es dem Leser überlassen, in welchem Rahmen er dazu greift und wie er sie anwendet. Da in meinen Augen „Beratung" der weitere Begriff ist, werde ich aus Gründen der Lesbarkeit überwiegend diesen verwenden, verbunden mit der Bitte an alle Therapeuten, ihr Fachgebiet inkludiert zu sehen.

Der Begriff der geistigen Behinderung: Im Alltagssprachgebrauch ist die Bezeichnung „geistige Behinderung“ am weitesten verbreitet. Im internationalen Klassifikationssystem ICD-11 wird von einer „Störung der Intelligenzentwicklung“ gesprochen, die zu vergeben ist, wenn intellektuelle und adaptive Fähigkeiten zwei oder mehr Standardabweichungen unter dem Mittelwert liegen[1]; dieser Begriff wird auch in Wissenschaft und Forschung überwiegend verwendet. Und der Selbstvertretungsverband „People first“ plädiert für die Bezeichnung „Menschen mit Lernschwierigkeiten“. Das Problem an allen drei Begriffen ist, dass sie Schubladen in unseren Köpfen öffnen, in die wir einen sehr heterogenen Personenkreis homogen als „behindert“ einordnen, und damit einer Stigmatisierung dieses Personenkreises Vorschub leisten (vgl. Theunissen et al., 2007). Dennoch kam ich aus Gründen der Differenzierung nicht darum herum, immer wieder eine Benennung vorzunehmen. Ich verwende überwiegend den Begriff „Lernschwierigkeiten“. Auch wenn die sprachliche Nähe zur „Lernbehinderung“ im deutschen Sprachgebrauch nicht optimal erscheint, ist es aus meiner Sicht der geeignetste Weg, den Begriff zu verwenden, der von Selbstvertretern bevorzugt wird.

Ich wünsche Ihnen viel Spaß beim Lesen und Anwenden der vorgestellten Methoden und hoffe, Sie und Ihre Klienten profitieren im gleichen Maße vom systemischen Gedankengut, wie ich das in meiner Arbeit tue!

Therapie und Beratung von Menschen mit Lernschwierigkeiten

Noch bis in die 1990er-Jahre stellte sich die Frage, ob Therapie und Beratung von Erwachsenen mit Lernschwierigkeiten überhaupt notwendig, machbar und sinnvoll seien.

Sowohl Pädagogen als auch Therapeuten hatten große Vorbehalte. Vereinfacht und plakativ ausgedrückt, nahm man auf der einen Seite an,

---

1 https://www.bfarm.de/DE/Kodiersysteme/Klassifikationen/ICD/ICD-11/uebersetzung/_node.html;jsessionid=EDC9B18BAEEE44BA0E6328473207D3A0.internet282; [Zugriff am 16. April 2022].

dass jedes Verhalten pädagogisch zu erklären wäre, und auf der anderen Seite, dass Menschen mit Lernschwierigkeiten nicht therapierbar wären. Einig war man sich in der Überlegung, dass eine psychische Erkrankung zusätzlich zu einer Behinderung nicht anzunehmen sei (Hennicke, 2011). Um zu verstehen, wie es dazu kam, ist es notwendig, die Geschichte der Behindertenarbeit in Deutschland zu betrachten.

Die Betreuung von Menschen mit Lernschwierigkeiten fand bis in die Mitte der 1970er-Jahre häufig als Verwahrung in großen psychiatrischen Anstalten statt. Erst als 1975 die Psychiatrie-Enquete[2] diesen Missstand aufdeckte, kam eine Enthospitalisierung in Gang, und es wurden zunehmend Wohnformen geschaffen, wie wir sie heute kennen. Nachdem in den Psychiatrien viele Menschen mit Beeinträchtigung ohne psychische Erkrankung untergebracht gewesen waren, begegnete die Pädagogik nach 1975 zunächst allem, was mit Psychiatrie und psychischer Erkrankung bei diesen Menschen zu tun hatte, mit einer großen Portion Skepsis. Man hoffte, mit der Entwicklung angepasster (heil)pädagogischer Konzepte Verhaltensauffälligkeiten lösen zu können, und vernachlässigte die Möglichkeiten, die bei Vorliegen einer psychischen Erkrankung durch psychotherapeutische und psychiatrische Unterstützung nutzbar gewesen wären. Auf der Seite der Psychotherapeuten und Psychiater war es zu dieser Zeit selbstverständlich, dass ausreichende Fähigkeiten zur Introspektion (Selbstbeobachtung) und der verbale Bericht über eigene innere Vorgänge eine unabdingbare Voraussetzung für Therapie seien. Man nahm an, beides sei bei Menschen mit Lernschwierigkeiten nur eingeschränkt oder gar nicht vorhanden.

Die Meinungen haben sich im Laufe der Zeit gewandelt. Beide Seiten öffneten sich füreinander, die Brillen wurden gewechselt. Im Vordergrund stehen immer mehr die Fähigkeiten von Menschen mit Beeinträchtigungen und ihr Recht auf Selbstbestimmung. Sogenannte Doppeldiagnosen, das heißt gleichzeitiges Vorkommen einer oder mehrerer psychischer Erkrankungen und einer Störung der Intelligenzentwicklung, sind von allen Berufsgruppen gleichermaßen anerkannt. Studien haben

2 Die Psychiatrie-Enquete wurde in den 1970er-Jahren vom Bundestag in Auftrag gegeben und hatte zur Aufgabe, den Stand der psychiatrischen Versorgung in Deutschland zu erheben. Der 1975 abgegebene Bericht ist bei der Deutschen Gesellschaft für Psychiatrie und Psychotherapie, Psychosomatik und Nervenheilkunde (www.dgppn.de) einsehbar und kann in PDF-Paketen downgeloaded werden [Zugriff am 27. Januar 2017].

ergeben, dass die Wahrscheinlichkeit, an einer psychischen Störung zu erkranken, bei Menschen mit Lernschwierigkeiten drei- bis viermal so hoch ist wie bei Menschen mit durchschnittlicher Intelligenz (Schanze, 2014; Seidel, 2015).

Auf Gesetzesseite sieht das 2008 verabschiedete Übereinkommen der Vereinten Nationen über die Rechte von Menschen mit Behinderung (UN-BRK) eindeutig vor, dass „die Vertragsparteien Menschen mit Behinderungen eine unentgeltliche oder erschwingliche Gesundheitsversorgung in derselben Bandbreite, von derselben Qualität und auf demselben Standard zur Verfügung [stellen] wie anderen Menschen ..." (BMAS, 2011a, S. 40). Dies beinhaltet, dass Menschen unabhängig von Beeinträchtigungen das Recht auf Psychotherapie und Beratung haben und eine Nicht-Versorgung eine unzulässige Diskriminierung darstellt. Die Psychotherapieforschung, die auch in diesem Bereich inzwischen an Fahrt aufgenommen hat, belegt zudem, dass Psychotherapie bei Menschen mit Störungen der Intelligenzentwicklung wirksam ist (Glasenapp, 2019).[3]

Doch wie sieht es mit der Machbarkeit aus? Caby und Caby (2013) sprechen von der Notwendigkeit einer besonders stark ausgeprägten Anschlussfähigkeit des Therapeuten an Patienten mit Lernschwierigkeiten, also der Fähigkeit, sich auf das Gegenüber einzulassen und mit den therapeutischen Interventionen an dessen Realität „anzuschließen". Empfohlen werden auch eine Anpassung der klassischen Methoden und deren kreativer und flexibler Einsatz (Lingg & Theunissen, 2013). In den Abrechnungsmodalitäten wurde die Psychotherapievereinbarung in Deutschland diesen Erfordernissen insofern angepasst, dass bei Erwachsenen mit Lernschwierigkeiten beispielsweise mehr Sitzungen während der Sprechstunde und der Probatorik sowie der Einbezug von nahen Bezugspersonen möglich sind.

Ganz entkoppelt von diesen Überlegungen überzeugt mich meine eigene Arbeit und die meiner Kollegen praktisch täglich davon, dass Therapie und Beratung für Menschen mit Lernschwierigkeiten möglich und machbar ist.

---

3 Landespsychotherapeutenkammer Rheinland-Pfalz (2020); www.lpk-rlp.de/fileadmin/user_upload/Ergebnisse_der_Umfrage_Psychotherapie_und_geistige_Behinderung_FINAL.pdf [Zugriff am 16. April 2022].

Beratung durch Menschen mit Lernschwierigkeiten – Peer Counseling

Nicht nur die Beratung *von* Menschen mit Behinderungen[4], sondern auch die Beratung *durch* sie ist ein Grundsatz, der in der UN-Behindertenrechtskonvention (UN-BRK) festgeschrieben wurde. In Artikel 26 (1) heißt es: „Die Vertragsstaaten treffen wirksame und geeignete Maßnahmen, *einschließlich durch die Unterstützung durch andere Menschen mit Behinderungen* (Hervorhebung durch die Autorin), um Menschen mit Behinderungen in die Lage zu versetzen, ein Höchstmaß an Unabhängigkeit, umfassende körperliche, geistige, soziale und berufliche Fähigkeiten sowie die volle Einbeziehung in alle Aspekte des Lebens und die volle Teilhabe an allen Aspekten des Lebens zu erreichen und zu bewahren.“ (BMAS, 2011a, S. 41) Damit wird explizit die Beratung *für* Menschen mit Behinderungen *durch* Menschen mit Behinderungen angesprochen – ein Konzept, das als Peer Counseling oder auch Peer Beratung bekannt ist (übersetzt etwa: Beratung unter Ebenbürtigen/Gleichberechtigten). In den 1960er Jahren entwickelte sich das Peer Counseling in den USA im Rahmen der Independent Living Bewegung: Damals schlossen sich junge Menschen mit Körperbehinderungen zusammen, die sich für ein selbstbestimmtes Leben einsetzten und sich dazu gegenseitig unterstützten und berieten. Seit den 1980er Jahren entstanden entsprechende Beratungsstellen unter dem Namen Selbstbestimmt Leben Bewegung auch im deutschsprachigen Raum. Grundlage ist stets, dass die dort tätigen Berater und Beraterinnen eine Beeinträchtigung haben und vor und mit diesem Hintergrund beraten. Sandfort (1996) benennt als Ziel und Auftrag des Peer Counseling: „Das Beratungskonzept des Peer Counseling geht davon aus, dass potenziell in jedem (behinderten) Menschen eine kreative Fähigkeit und der ursprüngliche Wille dazu vorhanden ist, ein selbstbestimmtes Leben zu führen und die persönlichen Interessen zu vertreten. Ziel der Beratung ist es, diese Eigenkräfte des/der Ratsuchenden zu aktivieren und zu fördern.“ Dieses Ziel dürfte zunächst wohl jede psychosoziale Beratung verfolgen. Peer Counseling versteht sich jedoch als eine „emanzipatorische Beratungsmethode“ (Feinen, 2017,

4 Die Behindertenrechtskonvention bezieht sich dabei auf Behinderungen, die durch seelische, körperliche und geistige Beeinträchtigungen entstehen. In diesem Sinne wird der Begriff der Behinderung auch in diesem Abschnitt verwendet.

S. 3) – sie dient immer auch der Selbstermächtigung der Betroffenen und war und ist als Gegenentwurf zur Beratung in der etablierten Behindertenhilfe durch Verbände und Organisationen mit einem paternalistischen Fürsorgeansatz zu verstehen. Peer Counseler kann nur werden, wer selbst eine Beeinträchtigung hat. Damit soll das Machtgefälle vermindert werden, das zwischen einem nicht-beeinträchtigten Berater und einem Ratsuchenden mit Beeinträchtigung entstehen kann. Peer Counseler bringen neben ihrem Beratungswissen auch sich selbst und ihre Erfahrungen als Mensch mit Behinderung ein, was Erfahrungen mit Diskriminierungen und Teilhabeausschluss beinhaltet. Es ist entsprechend nur logisch, dass in diesem Ansatz parteilich für die Ratsuchenden gearbeitet wird (Hermes, 2006).

Die UN-Behindertenrechtskonvention bezieht sich auf alle Menschen mit Behinderung, was beinhaltet, dass auch Menschen mit Lernschwierigkeiten beratend tätig sind. Sie sind dies sowohl an freien Beratungsstellen als auch im Kontext der Werkstätten für Menschen mit Behinderung als Werkstattrat oder Frauenbeauftragte bereits jetzt (Braukmann et al., 2017). Bei Bedarf ist eine Assistenz bereitzustellen, die jedoch rein unterstützend tätig sein und auf keinen Fall von sich aus in die Beratung eingreifen sollte.[5]

Um professionelle Peer Beratung auszuführen, ist eine Schulung erforderlich; für Menschen mit Lernschwierigkeiten gibt es solche Weiterbildungen in Deutschland beispielsweise im Rahmen der Werkstätten, beim Zentrum für inklusive Bildung und Beratung (ZiBB e.V.) oder bei der Lebenshilfe. Material in einfacher oder leichter Sprache ist in diesem Kontext dringend notwendig und leider bisher schwer zu finden. Deswegen ist der nun vorliegende Teil 4 dieses Buches entstanden – mit Beratungsmethoden in einfacher Sprache.

Aus der Praxis: Beraterinnen mit Lernschwierigkeiten im Interview

Eine der Adressen in Deutschland, die Beratungsweiterbildungen für Menschen mit Lernschwierigkeiten anbietet, ist das Zentrum für inklu-

5 Allerdings berichteten ca. ein Drittel der befragten Peer-Berater in einer Studie aus dem Rheinland, dass sich ihre Unterstützer auch ungefragt „einmischten" (Braukmann et al., 2017).

sive Bildung und Beratung (ZiBB). Dort wurde 2020 erstmals eine dreijährige Beratungsweiterbildung für Menschen mit Lernschwierigkeiten, Menschen mit psychischen Erkrankungen und Menschen ohne Beeinträchtigung angeboten. Die Weiterbildung basiert auf der sogenannten So-und-So-Beratung von Stahl (2012). Stahl hatte, ähnlich wie ich, nach Möglichkeiten zur Beratung von Menschen mit Lernschwierigkeiten gesucht und dabei ein Konzept entwickelt, das neben systemischen Methoden mit Bildkarten arbeitet, die der Beraterin erlauben, innere Anliegen der Klienten herauszuarbeiten (Stahl, 2012). Rosa S. (RS) und Elena L. (EL) konzipierten aus diesem Ansatz eine inklusive Weiterbildung für Menschen mit und ohne Beeinträchtigungen und leiten die aktuelle Schulung. Katharina T. (KT) und Jessika V. (JV) sind angehende Beraterinnen mit einer Lernschwierigkeit. Die vier erklärten sich bereit, einen Einblick in das Thema Beratung durch Menschen mit Lernschwierigkeiten zu geben.

(VH): Rosa und Elena, wie seid ihr auf die Idee gekommen, eine Beratungsweiterbildung für Menschen mit Lernschwierigkeiten anzubieten?
RS: Ich bin mit der So-und-So-Beratung in Kontakt gekommen, als ich Sabine (Stahl, Anmerkung der Autorin) auf einer Weiterbildung kennengelernt habe. Zusammen mit einer weiteren Kollegin aus einer Beratungsstelle für Mädchen mit unterschiedlichen Beeinträchtigungen, hat sich die Frage entwickelt: Gibt es die Möglichkeit Berater zu werden auch für Menschen mit Lernschwierigkeiten? Das war die Perspektive aus dem Selbstvertretungsgedanken: „Nichts über uns ohne uns“. Als wir über Kerstin R. von proWerk der v. Bodelschwinghschen Stiftungen Bethel eine Anfrage bekommen haben, entstand die Idee, ein inklusives Pilotprojekt zu machen.

VH: Was kann ein Vorteil sein, wenn der Berater auch eine Beeinträchtigung hat?
JV: Berater mit Handicap verstehen die Kunden besser. Also wir können uns da besser reinversetzen. Es ist, glaube ich, lockerer.
KT: Und es ist ein Stück Erfahrung. Da kann ich sagen, das ist mir auch schon mal so gegangen, die Erfahrung hast du, Veronika, nicht.
RS: Peer Beratung ermöglicht, dass es nicht bei einer Trennung bleibt von: „Hier sind die Experten und hier sind die Menschen mit Beeinträchtigung“.

VH: Jessika und Katharina, wen beratet ihr und wie kommen die Leute zu euch?

JV: Ich mache das in der Werkstatt, in der ich arbeite. Einmal in der Woche mache ich Beratung. Mein Ziel ist es, das in der ganzen Werkstatt anzubieten.

KD: Ich arbeite in einem Begegnungszentrum und da mache ich erstmal ganz normale Begegnungszentrumsarbeit und unterhalte mich mit den Leuten. Wenn sich herausstellen sollte, das wird was, was ein bisschen länger dauert, dann würde ich das denen sagen und dann kommen die mit zu mir ins Büro und dann reden wir im Büro länger. Dafür habe ich extra ein eigenes Büro und da kann Beratung stattfinden.

VH: Wie waren die Reaktionen als ihr erzählt habt, dass ihr So-und-So-Beraterin werdet? Waren die Leute eher skeptisch oder habt ihr eher Unterstützung erfahren?

JV: Das fanden alle gut. Dann hatte ich zwischendurch solche Tiefen, das wurde mir alles zu viel und dann haben die anderen gesagt, Jessika komm, du schaffst das, mach das zu Ende. Das tat richtig gut.

KT: Mir wurde schon gesagt, ach komm, das schaffst du doch nicht. Ich wollte es aber probieren. Zwischendrin war ich fast davor aufzuhören, weil ich viele Sachen nicht verstanden habe. Und dann habe ich gesagt, die müssen ein bisschen mehr mit Leichte Sprache arbeiten. Und dann kam jemand als Assistenz dazu, die saß neben mir und ich konnte sie zwischendurch fragen. Und unter den Bedingungen konnte ich das dann auch weitermachen.

VH: Würdet ihr sagen, Menschen mit Lernschwierigkeiten benötigen einen speziellen Rahmen für die Weiterbildung?

KT Ich finde, das ist wichtig. Ich kenne den Stoff von anderen Peerberatungen und da ist mir echt schwindelig geworden. Da kannst Du auch ein Jurastudium machen (lacht).

EL: Wir haben nach Wegen gesucht, wie man die theoretischen und methodischen Inhalte vermitteln kann, mit ganz unterschiedlichen, anschaulichen Mitteln. Im Grunde haben wir die systemische Theorie immer weiter auf ihre Essenz reduziert.

RS: Ich würde aber nicht sagen, dass Menschen mit Lernschwierigkeiten automatisch mehr Beratungs-Know-how brauchen als angehende Berater ohne Lernschwierigkeiten, sondern dass es einfach sinnvoll ist, eine gute Grundlage zu schaffen, bevor man sich in dieses Abenteuer begibt. Mehr Übungszeit und eine längere Zeitspanne sind aber auf jeden Fall förderlich.

VH: Was würdet ihr jemandem antworten, der sagt, Menschen mit Lernschwierigkeiten können nicht Berater werden?
JV: Doch, das geht. Weil wir können auch lernen, aber langsamer lernen.
KT: Ich finde es geht deswegen auch gut, weil niemand ist für Menschen mit geistigen und Lerneinschränkungen so gut Fachmann, wie die Leute selber. Und da finde ich es ein bisschen anmaßend zu sagen: ne, ihr könnt das nicht. Wir sind doch unser eigener Fachmann, in unseren eigenen Einschränkungen. Und da können wir doch sagen; wir fühlen uns dazu in der Lage oder wir fühlen uns dazu nicht in der Lage.

VH: Seht ihr auch Grenzen, wenn es um eine psychosoziale Beratung geht?
RS: Die Grenzen haben wir vor allem in Bezug auf Therapie gezogen. Da ging es vor allem darum, in der Auftragsklärung zu sehen, ob das etwas ist, was man in einer Beratung klären kann, oder ob es eher einen therapeutischen Kontext braucht. Ich würde nicht sagen, dass das mit einer Begrenzung aufgrund der Lernschwierigkeiten zu tun hat. Es braucht ein bestimmtes Maß an Reflexionsfähigkeit und der Fähigkeit, eine Metaebene einnehmen zu können. Es gibt allerdings eine Gefahr, dass dem Berater qua Peerstatus viele Projektionen passieren: du bringst mir jetzt die Erlösung
EL: ... oder dass Berater denken: ich weiß, was für dich besser ist, ich bin diesen Weg auch schon gegangen.

VH: Was fändet ihr noch wichtig, wenn man über dieses Thema redet?
RS: Die Bedingungen, wie es nach der Weiterbildung weitergeht, sind total schlecht. Die Beratungsstellen wollen jemanden, der eine Behinderung hat, aber ohne kognitive Beeinträchtigung. Fakt ist, es gibt noch keinen guten Boden in der Gesellschaft, der für Berater mit Lernschwierigkeiten bereitet ist.
KT: Es müsste einen Pool geben für Berater, wo man nachschlagen kann und sagen, die Fachbereiche, da kennt der sich aus.
JV: Es müsste mehr Werbung gemacht werden. Ich finde, das sollte man mehr ausbreiten, dass man sagt: Hey Leute, hier gibt es Leute mit Behinderung, die machen Beratung und wenn ihr Lust habt, dann könnt ihr euch da melden.

Teil 1

1 Eckpfeiler der systemischen Theorie

Arist von Schlippe hat das Wort „systemisch“ in seinem Lehrbuch (Schlippe & Schweitzer, 1998) mit einem projektiven Test verglichen: Jeder liest daraus, was er oder sie möchte, und es stellt sich die Frage, ob man am Ende vom Gleichen spricht. Um die Chance zu erhöhen, dass Sie in etwa wissen, wovon ich spreche, wenn ich „systemisch“ sage, stelle ich die Eckpfeiler, die meine Arbeit tragen, im Folgenden kurz vor.

1.1 Die Entwicklung der Familientherapie

In den 70er-Jahren des letzten Jahrhunderts begannen einige Psychiaterinnen und Psychiater in den USA und in Europa, den Blick in der Psychotherapie nicht mehr ausschließlich auf das Individuum zu richten, sondern die Familie, in der der Patient lebt, miteinzuschließen. Therapeuten, die in diesem Zusammenhang von Bedeutung sind, waren Virginia Satir, Salvador Minucchin, Mara Selvini Palazzoli und viele andere mehr. Sie alle haben bedeutende familientherapeutische Ansätze entwickelt; eine hervorragende Übersicht bietet das *Lehrbuch der systemischen Therapie und Beratung* I von Arist von Schlippe und Jochen Schweitzer (Schlippe & Schweitzer, 2012). Allen gemeinsam ist, dass psychische Erkrankungen nicht mehr als individuelles Problem des Patienten betrachtet wurden, sondern als Ausdruck von Interaktionsstörungen in der Familie. Es ging also darum, Interaktionen innerhalb der Familie zu „heilen", damit der sogenannte Patient gesunden konnte. Es wurde auch nicht mehr von „dem Patienten" gesprochen, sondern der Patient wurde als die Person verstanden, die durch ihre Symptome zum Ausdruck bringt, dass die Interaktionen innerhalb der Familie aus dem Gleichgewicht geraten sind. Die Person, die die Symptome zeigt, wird entsprechend „Indexpatient" oder „Symptomträger" genannt. Gearbeitet wurde folgerichtig stets mit der ganzen Familie. Die Familientherapie hat sich weiterentwickelt, und heute spricht man nicht nur von Familie, sondern von Systemen und fasst den Begriff entsprechend weiter. Wurde anfangs immer mit der ganzen Familie gearbeitet, findet systemische Therapie heute auch mit einzelnen Personen statt (vgl. Weiss, 1988), und systemische Grundsätze wendet man nicht nur in der Therapie, sondern auch in Beratung, Coaching und Supervision an. Die handlungsleitenden Annahmen bleiben stets die gleichen. Seit 2020 ist die systemische Therapie bei Erwachsenen in Deutschland als Richtlinienverfahren anerkannt und kann mit der Krankenkasse abgerechnet werden. In Österreich und der Schweiz ist dies schon deutlich länger möglich.

Was ist nun aber ein System?

Eine viel benutzte Metapher, um Systeme im Sinne der Familientherapie zu beschreiben, ist das Mobile. Auch ich möchte diese Metapher aufgreifen, da sie einfach und einleuchtend ist: Stellen Sie sich vor, die Familienmitglieder (oder die Mitglieder eines anderen Systems) sind die Schmuckteile eines Mobiles. Sie alle sind miteinander verbunden, manchmal auf gar nicht direkt sichtbare Weise (**s. Abbildung 1**).

Wenn ein Teil ins Schwingen gerät, schwingen alle anderen Teile automatisch mit, und zwar so lange, bis wieder Ruhe einkehrt. Die Teile hängen nach wie vor aneinander, vielleicht haben sie sich im Raum aber anders ausgerichtet.

Übersetzt in eine fachlichere Sprache bedeutet das Bild Folgendes: Die Mitglieder eines Systems stehen zueinander wie die Schmuckteile eines Mobiles. Luhmann, einer der führenden Systemtheoretiker, postulierte, dass die Verbindungen innerhalb eines sozialen Systems durch Interaktion und Kommunikation entstehen. Durch die besondere Art der Interaktionen unterscheidet sich jedes System von allen anderen und kann als eigenständige Einheit wahrgenommen werden, auch wenn es Koppelungen zu anderen (ebenfalls eigenständigen) Systemen gibt (Ludewig, 2005).

Wird das System verstört (sprich: das Mobile angestoßen), bewegt es sich so lange, bis es wieder einen Zustand des Gleichgewichts erreicht, auch „Homöostase“ genannt (sprich: bis das Mobile wieder ruhig hängt). Störungen können von außen oder von innen erfolgen. Jedes System strebt stets einen Zustand des Gleichgewichts an. Da sich die Welt um uns herum ständig verändert, bedarf es einer gewissen Anstrengung innerhalb des Systems, einen bestimmten Zustand beizubehalten (Schlippe & Schweitzer, 2012).

Aus diesen Grundüberlegungen leiten sich einige Folgerungen ab, die in der Beratung unmittelbar zum Tragen kommen – Überzeugungen, die für die systemische Haltung prägend sind.

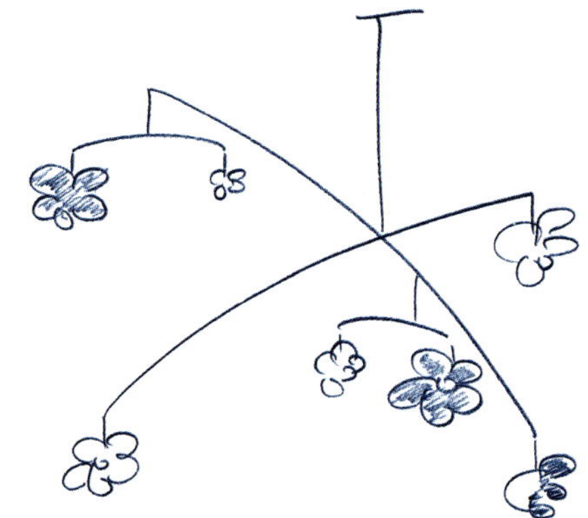

Abbildung 1: Ein Mobile als eingängige Metapher für ein System.

1.2 Systemverstörung – vertraue darauf, dass die Ergebnisse deiner Interventionen nicht planbar sind

Aus systemischer Sicht ist es sinnlos zu glauben, dass eine bestimmte Intervention eine vorhersagbare Verhaltensänderung nach sich zieht. Wenn Sie an das Mobile denken: Keiner würde wohl wagen, die exakte Bewegung eines jeden Teilchens vorherzusagen, nachdem man an einem Teil etwas fester gezogen oder geschubst hat. Für die Beratung bedeutet das, dass wir als Beraterinnen nur den „Schubs" von außen geben. Wir „verstören" das System oder *derail them* (wir lassen es entgleisen), wie Erickson es ausdrückte (Nemetschek, 2011, S. 24), um zu verdeutlichen, dass Verhalten manchmal so eingefahren ist wie eine Eisenbahnschiene und wir den Zug zum Entgleisen bringen müssen, damit neue Interaktionen möglich werden. Das System entscheidet, wie es auf die Verstörung reagiert. Diese Entscheidungen laufen nicht zwingend bewusst ab, vielleicht auch nicht sofort oder nicht direkt beobachtbar. Eine Reaktion ergibt sich jedoch in jedem Fall.

In den Anfängen der Familientherapie hat man diese Verstörungen sehr genau geplant, und die Therapeuten gingen davon aus, dass sie als Außenstehende die Interaktionen des Systems beobachten und entsprechend agieren konnten. So entwickelte beispielsweise die Gruppe um Mara Selvini Palazzoli eine spezifische Interventionstechnik, die als „Mailänder Modell" bekannt ist (Schlippe & Schweitzer, 1998) und bei der es genau festgelegte Verschreibungen für die Familie gab. Unter dem Theorem des Konstruktivismus wurde diese Haltung jedoch aufgegeben (siehe unten).

1.3 Zirkuläres Denken – suche nach der Funktion von Verhalten und nicht nach seinen Ursachen

Angesichts der Komplexität von Systemen und ihrem Verhalten wird schnell klar, dass man deren Wirkzusammenhänge nicht mit einfachen Wenn-dann-Beziehungen auszudrücken vermag. Die Suche nach der Ursache von Verhalten wird im systemischen Denken daher aufgegeben zugunsten der Suche nach der Funktion von Verhalten. Die Frage nach dem „Warum" wird ersetzt durch die Frage nach dem „Wozu". Während das „Warum" einem kausalen, linearen Ansatz folgt, entspricht das „Wozu" einem zirkulären Ansatz: Verhalten löst eine Wirkung aus, die wiederum eine Wirkung auslöst, die wiederum ... Man ist eingeladen, in Regelkreisen zu denken.

Ein Beispiel für einen einfachen Regelkreis aus dem Bereich der Technik ist der Tempomat eines Autos: Teil des Systems sind Bremse, Motor und Geschwindigkeitssensor (Menschen, Kurven, Berge etc. lassen wir für den Moment außer Acht). Wenn der Tempomat auf 120 km/h eingestellt ist, misst der Geschwindigkeitssensor ständig die Geschwindigkeit. Angenommen, diese liegt aktuell bei 90 km/h, dann erfolgt der Auftrag an den Motor, zu beschleunigen. Irgendwann werden die 120 km/h erreicht, der Sensor misst dies, und es erfolgt ein Signal an die Bremse. Der Wagen wird langsamer, und irgendwann fällt die Geschwindigkeit vielleicht wieder unter 120 km/h. Dann erfolgt wieder ein Signal zur Beschleunigung und so weiter. Es entsteht also ein System mit ständigen Rückmeldungen und Wechselwirkungen, das in sich stabil ist und bei dem jede Komponente auf die anderen reagiert. Eingreifen an einer beliebigen Stelle des Regelkreises zieht eine Veränderung des ganzen Systems nach sich.

Auch zwischenmenschliche Systeme steuern sich in Regelkreisen. So wird die vermeintliche Ursache für ein Problemverhalten zu einer Frage des Standpunktes: *Trinkt Rudi, weil Erna ständig an ihm herumnörgelt, oder nörgelt Erna nur herum, weil Rudi trinkt?* Die Frage nach der Ursache oder Schuld wird in der systemischen Beratung somit hinfällig und ersetzt durch die Frage nach Funktion von Verhalten und Interaktionen. Dabei kann das Verhalten eines Systemteils nicht ohne Auswirkung auf das gesamte System bleiben.

Berater, die zirkulär denken, können dies unter anderem mittels sogenannter zirkulärer Fragen in das zu beratende System einspeisen (→ Methodenteil, zirkuläre Fragen, S. 91ff.). Ein anschauliches Beispiel, wie dies den Fokus in der Therapie verändert, stellt Arist von Schlippe in seinem Lehrbuch dar: Wenn Helmut weint, kann ich ihn fragen: „Helmut, wieso weinst du?“ und gehe damit der Überlegung nach, dass es eine intraindividuelle Ursache für sein Weinen gibt. Ich kann Helmut aber auch fragen: „Was denkst du, Helmut, was dein Weinen für deine Frau Hannelore bedeutet?“ und hebe das Weinen damit auf eine interaktive Ebene, die die Beziehung zu Hannelore miteinschließt. Oder ich kann, um den Rahmen noch etwas weiter zu fassen, den gemeinsamen Sohn Stefan fragen: „Was denkst du, Stefan, was es bei deiner Mutter auslöst, deinen Vater weinen zu sehen?“ (Schlippe & Schweitzer, 1998, S. 140f.)

Fragen, die Denken anstoßen, sind daher unabdingbar für systemisch arbeitende Menschen. Simon et al. vergleichen sie

> „in ihrer Wichtigkeit für die systemische Praxis [...] mit der Bedeutung der Traumdeutung für die Psychoanalyse. Beides sind Methoden, die den Blick auf einen Bereich von Phänomenen eröffnen, der üblicherweise nicht systematisch beobachtet wird und daher nicht ins Bewusstsein tritt. Beides sind Methoden, die es dem außenstehenden Beobachter erlauben, Ideen über diejenigen Prozesse zu entwickeln, die dafür sorgen, dass ein System so funktioniert, wie es funktioniert.“ (Simon & Rech-Simon, 2009, S. 7f.)

1.4 Sinnhaftigkeit – vertraue darauf, dass deine Klienten nichts machen, was ihnen sinnlos erscheint

Soziale und psychische Systeme benötigen Sinn, um zu existieren (Ludewig, 2005). Sinn ist nicht objektiv definierbar, sondern ergibt sich aus den Interaktionen im System. Daraus folgt, dass jedes Verhalten sinnvoll ist, egal wie dysfunktional es von außen auch wirken mag. Ein Außenbetrachter muss diesen Sinn nicht zwingend verstehen, kann ihn vielleicht auch gar nicht verstehen. Aus der Innenperspektive hat jedes Verhalten jedoch seine Funktion, die ursprünglich auf Sinnhaftigkeit beruhte. Zu einem bestimmten Zeitpunkt X, wenn eine Beratung oder Therapie aufgesucht wird, wertet der Klient oder sein Umfeld dieses Verhalten jedoch als problematisch und ist an einer Änderung interessiert. Die Aufgabe des Beraters ist es folglich, hilfreiche Ideen vorzustellen, die dem System ermöglichen, zu neuen Interaktionen zu gelangen, so dass dysfunktionales Verhalten überflüssig wird. Erneut liegt die Beurteilung, ob das dann gewählte Verhalten stimmig ist, im Auge des Klienten und nicht im Auge des Beraters. Es bietet sich daher an, in erster Linie nach der Funktion eines Verhaltens zu fragen – womit man wieder beim zirkulären Denken angelangt ist.

Diese Grundhaltung, dass jedes Verhalten zunächst sinnhaft ist, ermöglichte dem Team einer Werkstatt für Menschen mit Behinderung folgendes Vorgehen:

Ein junger Mann, der dort arbeitete, hortete immer wieder Essen in seinem Spind, bis es versteckt zwischen anderen Sachen zu schimmeln anfing und aufgrund des Geruchs schließlich von Angestellten gefunden wurde. Alle pädagogischen Maßnahmen hatten nicht gefruchtet. Aus der Geschichte des jungen Mannes wusste man von schweren frühkindlichen Traumata mit Vernachlässigung, die jedoch aufgrund seiner kognitiven Einschränkungen nur bedingt zu bearbeiten waren. Das Team interpretierte die Funktion des Verhaltens als überdauernde Schutzmaßnahme, stets genug Essen zu haben. Dem jungen Mann wurde ein Extrakästchen für seine Lebensmittel angeboten, zu dem nur er den Schlüssel hatte (und das leicht zu reinigen war), gleichzeitig wurden gemeinsam regelmäßig angekündigte Spindsäuberungen durchgeführt. Das problematische Verhalten verschwand über den Zeitraum von Monaten gänzlich und tauchte im weiteren Verlauf nur gelegentlich wieder auf – jedoch ohne die Brisanz von früher zu erreichen.[6]

Das eigentliche Problemverhalten wurde also als sinnhaft akzeptiert und so umgewandelt, dass es weniger negative Auswirkungen mit sich brachte. Das Beispiel zeigt: Sinnhaftigkeit wird vom System konstruiert, und dies führt zu einer weiteren Grundannahme:

6 Alle Beispiele, die in blauer Schrift hervorgehoben sind, stammen aus meinem Arbeitsalltag und beziehen sich auf Klientinnen und Klienten mit Lernschwierigkeiten.

1.5 Konstruktivismus – du nimmst nur wahr, was du wahrnehmen kannst

In einem Bild lässt sich Konstruktivismus folgendermaßen ausdrücken:

Drei Weise wurden mit verbundenen Augen in einen Raum geführt und sollten herausfinden, was sich in dem Raum befand. Alle vier befühlten (ohne es zu wissen) einen Elefanten, doch der erste beschrieb einen Baum – er hatte die Beine berührt. Der zweite bestand darauf, einen Fächer vorgefunden zu haben, dieser hatte an den Ohren gestanden. Ein dritter wiederum hatte den Schwanz des Elefanten betastet und widersprach heftig, es handle sich um ein dünnes, ausgefranstes Seil. (Quelle unbekannt.)

Eine schöne Geschichte zur Erklärung des Konstruktivismus: Die Weisen können nur jeweils einen kleinen Teil der Wirklichkeit erfassen und sind geneigt, diesen für die Wahrheit zu halten. Je nach Standpunkt, Blickrichtung und Vorerfahrung nehmen wir aber etwas ganz anderes wahr und konstruieren unsere Realität entsprechend.

Fachbezogen würde man sagen: Wahrnehmung geschieht nicht objektiv, sondern wird während des Wahrnehmens konstruiert und ist damit abhängig von der Person, die wahrnimmt. Über eine gemeinsame, objektive Wirklichkeit zu sprechen, ist demnach nur bedingt möglich.

Mit der Theorie des Konstruktivismus rückte man auch von der Idee ab, der Therapeut wäre ein unbeteiligter Beobachter, der die Regelkreise eines Systems von außen neutral beobachten könnte. Stattdessen geht man nun davon aus, dass auch der Berater oder Therapeut ein Teil des behandelten Systems wird, sobald die Beratung beginnt. Auch Berater bzw. Therapeuten beraten nicht völlig unabhängig und neutral, sondern handeln auf der Grundlage ihrer Erfahrungen. Gleichzeitig haben sie durch ihre Fragen und Interaktionen unmittelbar Auswirkungen auf das anwesende System. Dieses Modell wird auch „Kybernetik zweiter Ordnung" genannt (Simon, 2008).

Eine solche Anschauung hat weitreichende Folgen für Beratung und Therapie: Auch ich als Beraterin kann nur auf dem Hintergrund meiner Erfahrungen wahrnehmen, und meine Einschätzung, was gut für den Klienten ist, unterscheidet sich möglicherweise so sehr von dessen Lebenskontext, dass mein „Experten"-Rat nicht im Entferntesten hilfreich ist. Systemische Beratung bedeutet folglich, dass man der ratsuchenden Person ermöglicht, ihren Blickwinkel zu verändern, ihre Wahrnehmung zu erweitern oder ihren Fokus zu verlagern und vor dieser neuen Konstruktion selbst zu entscheiden, worin der nächste Schritt in Richtung Lösung besteht. Während ich als Beraterin die Expertin für die Methoden und den beraterischen Prozess bin, bleibt der Klient Experte für sein Leben und kann nur selbst entscheiden, ob eine Intervention für ihn hilfreich ist oder nicht.

Konstruktivismus in der Arbeit mit Menschen mit Lernschwierigkeiten

Konstruktivismus ist in der Arbeit mit Menschen mit Lernschwierigkeiten ein sehr hilfreiches Konzept. Diese Menschen sind es noch viel stärker als andere gewöhnt, dass ihre Wahrnehmungen oder Handlungen von der Außenwelt als unzutreffend bewertet werden. Es entsteht eine stetige Alltags-Invalidierung.

Eine junge Frau erzählt mir, dass sie nicht zum Termin um 16 Uhr zu mir kommen könne, weil sie an dem gleichen Abend nach dem Essen noch die Spülmaschine einräumen müsse. Die objektiv scheinbar logische, häufigste und eigentlich gut gemeinte Reaktion „Das schaffst du leicht beides, Abendessen ist erst um 18 Uhr" stellt eine Bewertung dar und übergeht das vielleicht real erlebte Überforderungsgefühl der jungen Frau. Mögliche Folgen? Die junge Frau fühlt sich nicht ernst genommen, gilt womöglich als therapieresistent (weil sie die Therapie absagt) oder als gruppenunfähig (weil sie die Spülmaschine nicht einräumt), oder sie schafft es, beide Aufgaben zu erledigen, um den Preis einer deutlich erhöhten inneren Anspannung.

Konstruktivismus kann also dabei helfen, einen Schritt zurückzutreten und sich bewusst zu werden, dass die eigene Realität und die des Gegenübers nicht zwangsläufig deckungsgleich sind.

Überdies eignet sich das Konzept hervorragend dazu, eigene Hemmschwellen gegenüber der Arbeit mit dieser Klientel abzubauen: Wenn wir – konstruktivistisch – davon ausgehen, dass wir das Gegenüber und sein Anliegen sowieso nur subjektiv erfassen können, ergibt sich die Möglichkeit, einen Menschen mit Lernschwierigkeiten genauso wenig oder viel zu verstehen wie jeden anderen. Die Beeinträchtigung darf in den Hintergrund rücken, und Berater und Klient können sich gemeinsam auf ein Beratungssetting konzentrieren.

1.6 Expertentum – vertraue darauf, dass dein Klient der Experte für sein Leben ist

Eine konstruktivistische Haltung verlangt von uns, dass wir die Idee aufgeben, Experten für das Leben der Klienten zu sein. Der Klient ist und bleibt Experte für sein Leben (selbst wenn er sich in Therapie begibt). Der Klient entscheidet, ob eine Lösung richtig für ihn ist und in sein System passt. Der Klient entscheidet, welches Verhalten er zukünftig zeigen will. Als Beraterin oder Therapeutin bleibe ich dagegen die Expertin für die Methoden und die Prozessgestaltung – sonst würde ein Buch wie dieses ja gar keinen Nutzen haben (vgl. Schlippe & Schweitzer, 2012). Es liegt nicht an mir, eine Lösung zu beurteilen – ich sollte den Klienten aber gegebenenfalls mittels Fragen dazu einladen[7], seine Lösung auf den Prüfstand zu stellen, um sicherzustellen, dass sie auch umsetzbar ist. Ein solche Frage könnte beispielsweise folgendermaßen lauten:

Wenn Sie sich jetzt entscheiden, dass Sie, um abzunehmen, nur noch frühstücken und Mittag- und Abendessen ausfallen lassen – wie lange werden Sie das durchhalten?

Expertentum bei Menschen mit Lernschwierigkeiten

Im Berufsfeld der Behindertenarbeit gibt es eine lange Tradition von Fürsorge, die einem als Fachmann suggeriert, man müsste wissen, was gut für die betreuten Personen ist, und dies auch umsetzen helfen. Inzwischen stehen Selbstbestimmung und Empowerment im Vordergrund. Auch diese Konzepte setzen bei der Idee an, dass jeder Mensch Experte für sein eigenes Leben und fähig ist, seine Zukunft zu gestalten. Tatsächlich befinden wir uns als Professionelle oft in einem Spannungsfeld zwischen Über- und Unterfordern, Autonomie und Schutz der Betreuten. Ich bin davon überzeugt, dass auch Menschen mit Lernschwierigkeiten Experten für ihr Leben sind, und erlebe, dass mir diese Haltung eine große Freiheit in der Unterstützung meiner Klienten erlaubt.

Manchmal präsentieren Klientinnen jedoch auch Lösungen, von denen ich denke, dass sie nicht umsetzbar sind, während gleichzeitig die kognitiven Defizite eine Auseinandersetzung damit unmöglich machen.

---

7 Einladen – nicht manipulieren!

Meine Haltung hat sich in diesem Bereich dahingehend entwickelt, dass ich die Klientin in der Umsetzung ihrer Lösung nicht unterstütze, sie jedoch in dem Wunsch, der ihrer Lösung eigentlich zugrunde liegt, bestätige:

Frau O. träumt seit Jahren davon, wieder zu ihrer Mutter zu ziehen, und sieht darin unter anderem die Lösung aller Probleme, die sie in der Wohngruppe hat. Seitens der Mutter gibt es jedoch keinerlei Anzeichen, dass sie einem Umzug zustimmt, und aus pädagogischer Sicht erscheint der Umzug nicht wünschenswert. Wenn Frau O. in der Beratung den Umzug thematisiert, bestätige ich ihr: „Ich weiß. Das ist dein größter Wunsch, dass du bei der Mama lebst." Zu hören, dass ich das verstanden habe, ermöglicht in der Folge meist, ein konkretes Alltagsproblem zu bearbeiten.

Mit einem solchen Vorgehen respektiere ich, dass die Klientin die Expertin in ihren Wünschen ist, ohne gleichzeitig jedem Wunsch zu folgen oder unsere Beratungszeit für die Umsetzung zu benutzen.

1.7 Neutralität – jede Lösung ist zunächst gleich gut oder schlecht wie eine andere

Wenn ich als Beraterin nicht weiß, was der richtige nächste Schritt für meinen Klienten ist (wie aus Konstruktivismus und Expertentum zu folgern ist), und wenn ich keine kausalen Ursachen anerkenne (wie aus dem zirkulären Denken zu folgern ist), dann ist es nur stimmig, neutral zu bleiben gegenüber allen Personen im System und gegenüber allen Verhaltensänderungen. Das Konzept der Neutralität wurde in den Anfängen der Familientherapie als „Allparteilichkeit“ bezeichnet und bedeutet, dass der Therapeut sich mit keinem der Familienmitglieder auf eine Allianz einlässt, sondern die Position jedes einzelnen Mitglieds wertschätzt. Ausgeweitet auf die Haltung gegenüber Symptomen und Verhaltensänderungen spricht man heute eher von „Neutralität“ (vgl. Schlippe & Schweitzer, 1998). Diese wiederum ist für Klienten manchmal gar nicht so leicht auszuhalten – zu verlockend ist ein Berater, der genau weiß, wie die richtige Lösung aussehen muss oder wer bei einem Paarkonflikt recht hat. Neutralität bedeutet dabei nicht, dass man nicht Stellung beziehen darf. Man muss sie aber als eigene Meinung kundtun, und ob die für das System passt...

Neutralität in der Arbeit mit Menschen mit Lernschwierigkeiten

In vielen Einrichtungen der Behindertenhilfe sind Berater und Therapeuten intern angestellt. Dieses Arbeitsverhältnis führt automatisch zu einer Doppelrolle, als Berater für die betreuten Personen einerseits und als Kollege und Fallberater der pädagogischen Mitarbeitenden andererseits. Die Haltung der Neutralität erlaubt einem, dass man sich nicht entscheiden muss, auf „wessen Seite man steht“, ob man den Klienten gegenüber den Betreuern unterstützt oder als verlängerter Arm des Teams reagiert. Die so entstandene Neutralität kommt meist allen Parteien zugute.

1.8 Ressourcen und Lösungen – glaube an die Stärken deiner Klienten und schaue in die Zukunft

Ressourcen- und Lösungsorientierung sind zwei weitere wichtige Bausteine der systemischen Beratung und Therapie. Es geht darum, zu sehen, was der Klient mitbringt – im positiven Sinne – und wohin er damit will. Das therapeutische Vorgehen wird gelenkt von den Stärken des Klienten und den nächsten machbaren Schritten in die Richtung eines vom Klienten erwünschten Zustands. Man wendet sich weniger der Vergangenheit als der Zukunft zu.

Zum Aufspüren von Ressourcen und Formulieren von Lösungen gibt es eine Fülle an Methoden (→ Auf der Suche nach dem Guten, S. 98ff.; Wunderfrage, S. 104ff.). Mehr noch geht es aber um die Grundhaltung des Beraters: Wenn ich darauf vertraue, dass der Klient die Möglichkeiten, zu einer befriedigenden Lösung zu kommen, bereits in sich trägt, und wenn ich mich lieber der Lösung zuwende als dem Problem, dann habe ich die beiden Ideen verinnerlicht. Dabei geht es keineswegs darum, alles „schönzureden". Um eine tragfähige Lösung zu erarbeiten, die sich in konkretes Verhalten umsetzen lässt, ist ebenso kleinschrittiges Analysieren vonnöten wie bei einer Problemanalyse. Häufig (nicht immer) fühlt man sich nach einer solchen Stunde aber weniger ausgelaugt, und die Klienten sind erstaunt, dass sie die Sitzung so positiv gestimmt verlassen. Steve de Shazer, auf den die lösungsfokussierte Kurzzeittherapie zurückgeht, war der Überzeugung, dass man das Problem noch nicht einmal kennen muss, um die Lösung zu finden (De Shazer & Dolan, 2015). Das Aufspüren von und Arbeiten mit Ressourcen wird inzwischen therapieschulenübergreifend praktiziert. Erwiesenermaßen ist die Ressourcenorientierung neben einer guten therapeutischen Beziehung der wichtigste Wirkfaktor für eine gelingende Therapie (Grawe & Grawe-Gerber, 1999).

Ressourcen und Lösungen in der Arbeit mit Menschen mit Lernschwierigkeiten

Ich halte die Orientierung an den Stärken für so essenziell, dass ich ihr ein ganzes Kapitel gewidmet habe (→ Auf der Suche nach dem Guten, S. 100ff.). Die Suche nach Ressourcen kennt keinerlei Einschränkungen und ist unabhängig vom Intelligenzniveau möglich und hilfreich. Wenn man sich bewusst macht, welchen Lebensweg manche Menschen mit Behinderung hinter sich haben und welche Kraft in ihnen stecken muss, um frühe Krankenhausaufenthalte, Hospitalisierung, Traumatisierung, Diskriminierung und Ähnliches nicht nur überlebt zu haben, sondern auch immer noch Lebenswillen zu zeigen, wird einem schnell klar, wie viele Stärken hier vorhanden waren und immer noch sind.

Frau M., Ende 40, wurde aufgrund ihrer schwierigen familiären Situation bereits im Säuglingsalter in ein Kinderwohnheim in Obhut genommen und lebte ihr Leben lang in Wohnheimen. Recht bald nach der ersten Heimaufnahme brach der Kontakt zu ihrer Familie komplett ab. Obwohl sie nie aufgab, nach ihrer Mutter zu suchen, und dabei auch viel Unterstützung erhielt, erfuhr sie erst im Zuge der Testamentseröffnung beim Tod der Mutter, dass diese das Ende ihres Lebens in einem Pflegeheim verbracht hatte. Es gelang ihr, dort einen Termin zu vereinbaren. Voller Begeisterung und sichtlich ausgesöhnt erzählte sie mir beim nächsten Treffen, dass sie und ihre Mutter Fans des gleichen Fußballclubs waren und die Mutter ein schönes Grab habe.

Anstatt sich darüber zu grämen, dass sie ihre Mutter nun nicht mehr lebend kennengelernt hatte, nutzte Frau M. die wenigen Informationen, die sie erhielt, um sie positiv in ihre Identität einzubauen!

Behinderung wird auch heute noch in erster Linie über intrapersonelle Defizite definiert. Die systematische Suche nach Fähigkeiten ist auch unter diesem Aspekt für viele Klienten wohltuend und entwicklungsfördernd.

Etwas schwieriger gestaltet sich die lösungsorientierte Arbeit. Eine mögliche Lösung liegt naturgemäß in der Zukunft. Sich diese vorzustellen, erfordert sehr viel mehr Abstraktionsvermögen als ein Rückblick in die Vergangenheit. Um Schritte in Richtung Zukunft zu planen, muss jemand außerdem von seiner Selbstwirksamkeit überzeugt sein. Sollte das Umfeld stark von Fürsorge und stellvertretenden Entscheidungen(*für* statt *mit* der Person) geprägt sein, ist die Selbstwirksamkeit oft gering ausgeprägt. Im Zuge von Selbstbestimmung und Inklusion wurden Konzepte entwickelt, die es Personen mit Lernschwierigkeiten erleichtern sollen, ihre eigene Zukunft zu planen. Das in Deutschland bekannteste

Vorgehen, die „Persönliche Zukunftsplanung", wurde von Stefan Doose nach Vorbildern aus den USA eingeführt und für die europäische Kultur adaptiert (Doose, 2013).

Materialtipp

Im Lebenshilfe-Verlag erschien *Gut leben,* das Materialien in leichter Sprache bereitstellt (→ Leichte Sprache, S. 45 ff.) und das konkrete Vorgehen bei einer Zukunftsplanung beschreibt (Emrich, Gromann & Niehoff, 2012). *Gut leben* enthält neben einer DVD mit einem exemplarischen Film zum Vorgehen auch Arbeitsblätter, die zusätzlich zu den Träumen und Zielen einer Person auch den potenziellen Unterstützerkreis erfassen. Auf dieser Grundlage sind konkrete Schritte in Richtung Zielverwirklichung planbar. Gemäß dem Grundsatz der Selbstbestimmung ist die Anleitung in Leichter Sprache verfasst; ein Buch über die Hintergründe der Zukunftsplanung in Alltagssprache rundet das Materialpaket ab.

Je mehr Selbstbestimmung in den Alltag tritt, desto eher kann sich ein Gefühl von Selbstwirksamkeit entwickeln. Wenn ich erlebe, dass Abstraktionsniveau und Selbstwirksamkeit bei einer Klientin so gering ausgeprägt sind, dass die Arbeit an der Lösung nicht möglich ist, behalte ich als Therapeutin meine lösungsorientierte Haltung bei, auch wenn ich die entsprechenden Methoden nicht direkt anwende..

Der Handlungsspielraum behinderter Menschen ist in der Regel deutlich kleiner als der von sogenannten normalen Menschen; dies gilt es zu beachten. In diesem Sinne tut es einer tragfähigen Lösung gut, die in der Beratung entwickelten Ziele auf Machbarkeit zu überprüfen und gleichzeitig genügend Glauben an das Unrealistische zu bewahren: „Alle sagten: ‚Das geht nicht.' Dann kam einer, der wusste das nicht und hat es gemacht." (Quelle unbekannt.)

1.9 Systemische Fragen – Fragen sind bereits Interventionen

Manchmal habe ich am Ende einer Sitzung das Gefühl, ich hätte überhaupt nichts anderes getan als Fragen zu stellen. Manchmal frage ich mich dann fast, ob das jetzt überhaupt Therapie war, was ich da gerade gemacht habe. Aber ja! Wenn man die in diesem Kapitel vorgestellten systemischen Grundhaltungen ernst nimmt, dann liegt es immer am Klienten, (s)eine Antwort zu finden. Und gut gestellte Fragen ermöglichen, Antworten auf etwas zu entwickeln, was bisher noch nicht einmal im Dunstkreis der Lösungsideen lag. Systemische Fragen dienen nicht in erster Linie dazu, dass die Therapeutin neue Informationen bekommt, sondern dass die Klienten neue Informationen über sich selbst und ihr System erhalten. Fragen sind deshalb ein zentrales Instrument im systemischen Arbeiten. Eine gute Frage kann meist nicht sofort beantwortet werden, weil das Gegenüber darüber nachdenken muss, bevor es antwortet (Caby & Caby, 2011). Tatsächlich werde ich von einigen meiner Klienten regelmäßig getadelt: „Du schon wieder mit deinen komplizierten Fragen!“ Hier muss ich dann überprüfen, ob die Sprache oder der Inhalt kognitiv zu anspruchsvoll waren oder ob die Frage tatsächlich eine „gute“ im systemischen Sinn war.

1.10 Menschen mit Behinderungen und ihre Systeme

Lassen Sie uns abschließend einen Blick darauf werfen, welche Systeme für Menschen mit Behinderung eine Rolle spielen. Ohne Anspruch auf Vollständigkeit sind dies in der Regel die Herkunftsfamilie, die Mitbewohner der Wohngruppe, das pädagogische Personal der Wohngruppe, ein gesetzlicher Betreuer, die Werkstatt oder Förderstätte, der Partner ...

Es gibt nur unzureichende Erhebungen in Deutschland, wo Menschen mit Lernschwierigkeiten leben (vgl. den Teilhabebericht der Bundesregierung von 2013, BMAS, 2013). Schätzungen gehen davon aus, dass circa 40 Prozent auch als Erwachsene bei ihren Eltern wohnen, während circa 60 Prozent in betreuten Wohnformen leben. Dabei nimmt die Anzahl an Menschen mit Lernschwierigkeiten, die in einer eigenen Wohnung leben und ambulant betreut werden, zwar stetig zu, fällt jedoch im Vergleich zu stationären Wohnformen immer noch gering aus (BMAS, 2013). Die meisten besuchen je nach Schweregrad der Beeinträchtigung einen integrierten Arbeitsplatz, eine Werkstätte für Menschen mit Behinderung (WfbM) oder eine Förderstätte. Je nachdem haben wir es also mit verschiedenen Systemen zu tun, was unmittelbare Auswirkungen auf die Beratung hat:

Beginnt eine Familie mit einem behinderten Familienmitglied eine Familientherapie, nehmen möglichst alle Familienmitglieder, egal ob mit oder ohne Beeinträchtigung, an der Therapie teil. Die in diesem Buch beschriebenen Methoden lassen sich gewinnbringend anwenden, weil alle Beteiligten sie verstehen. Die Ziele einer Familientherapie, bei denen ein Mitglied Lernschwierigkeiten hat, sind zunächst die gleichen wie in anderen belasteten Systemen. Autonomie und Selbstbestimmung des behinderten Familienmitglieds müssen jedoch häufiger explizit bearbeitet werden (vgl. Senckel, 2006).

Diejenigen, die nicht mehr zuhause leben, sind in der Regel auf eine begleitende Unterstützung angewiesen, sei es in einer eigenen Wohnung mit stundenweiser Betreuung, sei es in einer vollstationären Wohnform. Das zugehörige System umfasst in letzterem Fall alle Mitbewohner und das gesamte Personal. Zu einer Systemtherapiesitzung müssten also der sogenannte Symptomträger (die Person, die das Problem „hat“ bzw. die Symptome zeigt), alle Mitbewohner (meist zwischen 5 und 9 Personen) sowie alle pädagogischen Betreuerinnen (meist zwischen 4 und 6 Personen) eingeladen werden. Außerdem spielen wie gesagt die Herkunftsfamilie und eventuell ein Berufsbetreuer in der Regel eine wichtige Rolle. Für eine Sitzung hätte man also zwischen 12 und 20 Personen im Raum sitzen – eine Situation, die zwar sicherlich spannend, in der Regel aber nicht praktikabel und für die meisten Beratenden auch eher furchteinflößend ist. In der Praxis haben sich daher folgende Vorgehensweisen etabliert:

Man arbeitet ausschließlich mit dem Team der Wohngruppe unter Abwesenheit des Symptomträgers. Dessen Stimme wird mittels zirkulärer Fragen Raum verschafft (→ Zirkuläre Fragen, S. 91ff.). Die Teilnehmenden überlegen sich also, wie die betreffende Person reagieren könnte.

Was würde Herr N. sagen, wenn Sie beschließen, ihm das Taschengeld in Zukunft wöchentlich statt monatlich auszuzahlen?

Denken Sie, Herr N. fände dieses Vorgehen in Bezug auf seinen Alkoholkonsum hilfreich?

Man arbeitet ausschließlich mit dem Symptomträger und erfasst den Rest des Systems über zirkuläre Fragen. Dies wird auch „systemische Einzeltherapie" genannt oder, wie Thomas Weiss sein Buch dazu betitelte: Familientherapie ohne Familie (Weiss, 1988).

Woran würden Ihre Betreuer als Erstes merken, dass Sie Ihre Wut viel besser unter Kontrolle haben?

Wem würde als Erstem auffallen, dass Sie weniger trinken? Und wie würde diese Person reagieren?

Man arbeitet überwiegend im Einzelsetting mit dem Symptomträger und bittet Teile des Systems hinzu, wenn das dem Klienten und der Therapeutin nützlich erscheint.

Für welche Möglichkeit auch immer Sie sich entscheiden, können Sie die Grundhaltungen der systemischen Theorie einfließen lassen. Die in diesem Buch vorgestellten Methoden zielen mit den vorgeschlagenen Anpassungen vor allem auf die direkte Arbeit mit Erwachsenen mit kognitiven Einschränkungen.

Teil 2

2 Anpassungen des Rahmens

Einzelne Methoden werden im Praxisteil konkret vorgestellt; hier erhalten Sie einen Überblick über Anpassungen der Rahmenbedingungen, die im Umfeld einer Beratung hilfreich sind. Oft bedarf es nur ein paar kleiner, aber effektiver Änderungen, um bestehende Einschränkungen auszugleichen oder mit den besonderen Bedürfnissen aller Beteiligten konstruktiv umzugehen.

2.1 Leichte Sprache und Einfache Sprache

„Hilfe – mein Therapeut versteht nur Nichtbehinderte!" Das ist der Titel, den Jan Glasenapp seinem Vortrag auf einem Kongress über Psychotherapie für Menschen mit Lernschwierigkeiten gegeben hat (Glasenapp, 2011). Er spielt darauf an, wie essenziell es ist, sich als Therapeut darauf einzulassen, wie unser Gegenüber die Welt sieht und erlebt. Verstanden werden ist ein wichtiger Teil der Therapie. Wenn uns Menschen mit sprachlichen und/oder kognitiven Einschränkungen gegenübersitzen, bekommt „verstanden werden" eine weitere Dimension: Bei jemandem mit einer Artikulationsstörung beginnt es damit, sich die Zeit zu nehmen, so lange nachzufragen, bis man wirklich – rein akustisch – verstanden hat, was das Gegenüber gesagt hat. Bei Menschen mit Lernschwierigkeiten bedarf es manchmal vieler Klärungsfragen, bevor man eine beschriebene Situation einordnen kann, weil beispielsweise wichtige Vorinformationen nicht spontan gegeben werden oder die zeitliche Reihenfolge fehlt.

Mindestens ebenso oft, wenn nicht sogar öfter passiert es, dass unsere Klienten uns nicht verstehen, weil wir es gewohnt sind, komplexe Sachverhalte kompliziert auszudrücken. Es lohnt sich daher, ein wenig über seine eigene Sprache und deren Gebrauch nachzudenken. Stellen Sie sich vor, Sie führen ein Gespräch in einer Fremdsprache, die Sie zwar ganz gut beherrschen, die aber nicht Ihre Muttersprache ist. Sie können dem Gespräch überwiegend folgen, verpassen aber manchmal Feinheiten der Aussage. Bei manchen Wörtern müssen Sie nachfragen, andere erschließen Sie sich aus dem Sinn, und bisweilen ist es Ihnen vielleicht egal, was genau das Gegenüber gerade meinte, und Sie denken sich Ihr Teil. Oder es ist Ihnen peinlich, schon wieder nachzufragen, und Sie hoffen darauf, dass Sie ab dem nächsten Satz wieder mehr verstehen. Aber auch wenn Sie nicht jedes Wort kennen, können Sie sich am Gespräch beteiligen und Ihre Meinung einbringen. Ich glaube, dass es vielen Menschen mit Lernschwierigkeiten im Gespräch so ähnlich ergehen könnte. Unsere Aufgabe als Beratende ist es unter anderem, die Wahrscheinlichkeit zu erhöhen, dass unser Klient uns versteht. Eine Möglichkeit hierfür ist die Nutzung der sogenannten „Leichten Sprache".

2.1.1 Leichte und Einfache Sprache – was ist das?

In den 1970er-Jahren gründete sich in den USA der Selbsthilfeverband People first für Menschen mit Lernschwierigkeiten, der seit den 1990er-Jahren auch in Deutschland aktiv ist. Der Verein nennt sich „People first – Mensch zuerst" und engagiert sich für die Gleichstellung und Teilhabe von Menschen mit Lernschwierigkeiten. Unter dem Grundsatz „Nothing about me without me" kämpft People first dafür, dass Entscheidungen von und mit Menschen mit Beeinträchtigung getroffen werden und nicht für sie oder über ihre Köpfe hinweg.

Um sich eine Meinung zu bilden und diese zu vertreten, muss man sich über relevante Sachverhalte selbst informieren können. Dafür wurde die sogenannte „Leichte Sprache" entwickelt: Empfehlungen für das Verfassen von Schriftstücken, die es ermöglichen sollen, diese ohne Hilfe Dritter zu verstehen. Daneben gibt es die Einfache Sprache, die eine ebenfalls vereinfachte Sprache darstellt, jedoch etwas komplexer sein darf als Leichte Sprache. 95 % der Bevölkerung können Einfache Sprache lesen.[8] Leichte und Einfache Sprache sind somit wichtige Bausteine auf dem Weg zur Barrierefreiheit. Im Übrigen profitieren auch Menschen, deren Muttersprache nicht Deutsch ist, oder Menschen mit einer Hörbehinderung von Leichter/Einfacher Sprache. Und sollten Sie einmal versucht haben, die UN-Behindertenrechtskonvention in „schwerer Sprache" zu lesen, greifen vielleicht auch Sie bei dem einen oder anderen Passus gerne auf die Version in Leichter Sprache zurück (mir zumindest erging es so).

Der Verein Netzwerk Leichte Sprache beschreibt sein eigenes Anliegen wie folgt:

> „Schwere Sprache grenzt Menschen mit Lern-Schwierigkeiten aus.
> Darum soll es Leichte Sprache geben.
> Damit Menschen mit Lern-Schwierigkeiten mitreden können.
> Damit Menschen mit Lern-Schwierigkeiten alles verstehen können.
> In Deutschland arbeiten seit mehr als 10 Jahren verschiedene Menschen an der Leichten Sprache.
> Mensch zuerst hat das erste Wörterbuch für Leichte Sprache gemacht."
> https://www.leichte-sprache.org/der-verein/die-geschichte/

---

8 https://www.regens-wagner.de/einfache-sprache/ (Zugriff am 23. April 2022)

Wie Sie an diesem Textstück sehen, folgt Leichte Sprache bestimmten Regeln.[9] Diese erscheinen zunächst ungewohnt; mit etwas Übung gelingt es jedoch immer besser, sich in Leichter Sprache auszudrücken. Die wichtigsten Regeln, die auch für die gesprochene Sprache eine Rolle spielen, lauten:

- Benutzen Sie einfache Wörter.
- Verzichten Sie auf Fach- oder Fremdwörter (oder erklären Sie diese).
- Benutzen Sie konkrete Wörter („Bus" oder „Bahn" statt „öffentlicher Nahverkehr").
- Benutzen Sie Verben und Aktiv statt Passiv („Sie müssen viel Sport machen" statt „Bei dieser Erkrankung muss viel Sport gemacht werden").
- Vermeiden Sie Redewendungen und bildliche Sprache.
- Benutzen Sie einen einfachen Satzbau (Subjekt, Prädikat, Objekt).
- Sprechen Sie langsam.
- Verwenden Sie keine Ironie und keinen Sarkasmus.
- Vermeiden Sie Verneinungen („Jetzt fühlen Sie sich wieder gesund, oder?" statt „Jetzt fühlen Sie sich nicht mehr krank, oder?").
- Vermeiden Sie Konjunktive.

Materialtipp

Das Bundesministerium für Arbeit und Soziales hat gemeinsam mit dem Netzwerk Leichte Sprache einen Ratgeber „Leichte Sprache" herausgegeben, der kostenlos auf der Internetseite www.bmas.de herunterzuladen ist. Dieser Ratgeber vereint nicht nur alle Regeln der leichten Sprache, sondern gibt auch wertvolle Tipps zur Gestaltung von Schriftstücken (etwa, dass die Schriftgröße mindestens pt 14 betragen sollte) und Veranstaltungen.
Eine Übersicht über die meisten derzeit in Deutschland lieferbaren Bücher und Broschüren in leichter Sprache finden Sie unter www.leichtesprache.org.

9 Das Institut für Übersetzungswissenschaften und Fachkommunikation der Universität Hildesheim hat einen Forschungslehrstuhl Leichte Sprache eingerichtet, um die Systematik und Verständlichkeit der Texte wissenschaftlich zu prüfen; bisher wurden die Regeln aus der Praxis für die Praxis entwickelt.

Große Träger der Behindertenhilfe aber auch verschiedene Bundesämter führen inzwischen einen Link auf ihren Internetseiten, der den Zugang auf ihre Inhalte in Leichter/Einfacher Sprache ermöglicht. Immer mehr Bücher und Broschüren über politische und gesundheitspolitische Fragen erscheinen auch in Leichter Sprache. Sollten Sie Ihren Klienten zu bestimmten Inhalten Flyer mitgeben wollen, werden Sie oft im Internet fündig, wenn Sie den Titel der gesuchten Broschüre und „Leichte Sprache“ in eine gängige Suchmaschine eingeben.

2.1.2 Leichte Sprache in Beratung und Therapie

Sprache spielt in den meisten Beratungen eine zentrale Rolle, und es lohnt sich herauszufinden, was Ihr Gesprächspartner eigentlich verstanden hat. Denn Menschen mit reduzierten Sprachkompetenzen fragen häufig nicht nach, wenn sie gerade nichts verstanden haben! Denken Sie an den Urlaub in einem anderssprachigen Land: Fragen Sie jedes Mal genau nach? Oder vertrauen Sie darauf, dass Sie das Wichtigste schon irgendwie mitbekommen haben? Ich habe mir angewöhnt, einfach immer wieder nachzufragen, und zwar ganz direkt:

„Kennen Sie das Wort ‚Suchtgefahr‘?“

„Wissen Sie, was ich gerade gemeint habe? Können Sie mir das noch einmal erklären?“

Meiner Erfahrung nach wird dies als Hilfestellung und nicht als Bloßstellung erlebt, sobald mein Gegenüber merkt, dass ich wirklich daran interessiert bin, dass wir uns verstehen. Zusätzlich gibt es mir immer wieder ein Korrektiv, wenn ich mich in zu vielen Nebensätzen verschachtele. Das Nachfragen lohnt sich aber auch, um nicht zu einfach zu sprechen, denn den meisten Menschen mit Lernschwierigkeiten sind die für sie im Alltag relevanten Fachbegriffe bekannt:

Ich kenne keine Klientin, die nicht wüsste, ob sie eine „Mobilitätspauschale“ hat und was diese bedeutet.

Frau M. erklärte mir in groben Zügen die Funktion ihres Hirnschrittmachers und welche Auswirkungen dieser auf ihr Gangbild hat.

Klientinnen, die wegen Impulsdurchbrüchen bei mir sind, beschreiben mir, dass die Situation „dann wieder eskaliert ist".

Ist die Sprache einfach genug, bietet darüber hinaus speziell der beraterische Kontext ein paar Stolperfallen, derer man sich bewusst sein sollte:

Offene Fragen

In der Regel werden im Kontext von Beratung und Therapie offene Fragen gestellt, um Denkprozesse in alle Richtungen anzuregen, anstatt den Klienten nur auf einem vorgegebenen Gedankenpfad zu führen. Manche Menschen mit Lernschwierigkeiten sind mit dieser Frageform überfordert, weil sie zu viele Möglichkeiten und zu wenig Anhaltspunkte bietet. Dann kann man die Frage Schritt für Schritt schließen. Als Grundregel könnte gelten: so offen wie möglich, so konkret wie nötig. Wie so ein Vorgehen aussieht, möchte ich Ihnen gerne am Beispiel von Herrn X. zeigen:

Herr X. befindet sich im Ablösungsprozess von zuhause, er ist bereits vor längerer Zeit ausgezogen. In der Beziehung zu den Eltern gibt es derzeit Reibereien. Mein Auftrag ist es, den Klienten beim Finden einer neuen Beziehungsgestaltung zu den Eltern zu begleiten.

Mögliche Fragen von offen bis geschlossen wären:

- Wie stellen Sie sich die Beziehung zu Ihren Eltern in Zukunft vor? (Schwere Sprache, sehr abstrakt.)
- Wie möchten Sie das in Zukunft haben mit Ihren Eltern? (Die Sprache wird schon leichter, die Frage ist immer noch völlig offen.)
- Wie sollen die Besuche aussehen? Wie oft wollen Sie telefonieren? Wie oft wollen Sie heimfahren? Wer soll wen anrufen? (Jetzt wird es konkreter, es geht um Regelungen in der Beziehung, Frequenzen etc., es werden Vorschläge gemacht.)
- Wollen Sie jedes Wochenende heimfahren? Oder jedes zweite? Oder einmal im Monat? (Hier sind Ja-oder-nein-Antworten möglich, sehr konkret mit einem Kalender, an dem man die Heimfahrtfrequenz visualisieren kann. Voraussetzung ist natürlich, dass der Klient ein zeitliches Vorstellungsvermögen hat.)
- Möchten Sie lieber Ihre Mutter anrufen oder soll Ihre Mutter bei Ihnen anrufen? (Schwere Sprache, geschlossene Frage.)

- Wer soll anrufen? Sie oder Ihre Mutter? (Jetzt muss der Klient nur noch zwischen zwei Alternativen wählen.)

Sie sehen, dass mit zunehmender Vorgabe von Antwortalternativen immer weniger Gestaltungsfreiheit für den Klienten bleibt. Fragen mit Antwortalternativen („Möchten Sie Schwarz oder Rot?") bergen zudem die Gefahr, dass der Klient einfach die letzte Antwort wiederholt. Besonders bei Menschen mit Autismus trifft man häufig auf diese sogenannten Echolalien. Eine Möglichkeit, damit umzugehen, ist, die Frage mehrmals umzuformulieren, so dass nicht immer der gleiche Inhalt am Schluss steht.

Für Herrn V. stand im Raum, ob er von Arbeitsgruppe 1 in Arbeitsgruppe 2 wechseln möchte. Herr V. spricht maximal Zweiwortsätze und kann die offene Frage „Wo möchten Sie in Zukunft arbeiten?" nicht beantworten. Mein Fragestil sah daher so aus: „Möchten Sie in der Arbeitsgruppe eins oder zwei arbeiten?" – „Zwei." – „Möchten Sie in der Gruppe eins bleiben?" – „Zwei." – „Das heißt, Sie möchten in Gruppe zwei arbeiten?" – „Ja."

Wenn Sie sich nicht sicher sind, ob Sie die Meinung Ihres Gegenübers hören oder ein anscheinend wahlloses Nachsprechen, können Sie es zusätzlich mit einer Visualisierung versuchen. Legt man die Alternativen als Foto dar, auf die der Klient zeigen kann, ermöglicht ihm dies eine Wahl, wenn das Nachsprechen nur aufgrund eines zu geringen Kurzzeitgedächtnisses oder einer Echolalie stattfand. Manchmal ist es jedoch auch einfach nicht möglich, Fragen so zu formulieren, dass man eine Antwort erhält, von der man sich ausreichend sicher ist, dass sie den Überlegungen des Klienten entspricht. Dann muss man überlegen, ob ein Verfahren ohne verbalen Schwerpunkt besser geeignet wäre (Musik- oder Kunsttherapie, Heilpädagogik o. Ä.).

Metaphern

Ebenso wie offene Fragen sind Metaphern ein beliebtes therapeutisches Stilmittel. Das erscheint durchaus sinnvoll, denn neuropsychologisch gesehen spricht eine Metapher eher die rechte Hemisphäre an, der, vereinfacht gesagt, Emotionalität und Ganzheitlichkeit zugesprochen wird. Daher lösen passende Bilder oft einen Aha-Effekt aus, setzen Kreativität frei und bleiben lange im Gedächtnis. Emotional verankerte Bilder sind auch über andere Sinneszugänge als Sprache zugänglich. Die linke Hemisphäre ist dagegen für Sprachliches zuständig. Sie stellt die nüchterne und logische Seite unseres Gehirns bereit und versucht auch scheinbar Unzusammenhängendes zu erklären und Erlebtem einen Sinn zu verleihen – und blockiert uns damit oft genug selbst(vgl. Theuretzbacher & Nemetschek, 2011). Um Sprachbilder sozusagen übersetzen zu können, muss ein bestimmtes kognitives Niveau vorliegen. Ist dies nicht der Fall, wird Sprache wörtlich verstanden, so dass dieses Stilmittel oft mehr Verwirrung als Bereicherung stiftet.

Einer Klientin, die ich dabei unterstützen wollte, mehr Verantwortung für ihr eigenes Wohlbefinden zu übernehmen, erzählte ich die folgende Geschichte, frei nach Marsha Linehan (1996): „Wenn du in einen Fluss geschubst wirst, ist das nicht fair, und du kannst wütend sein auf denjenigen, der das getan hat. Wenn niemand am Ufer steht, der dich rauszieht, nützt diese Wut und Rumschreien aber nichts. Weinen nützt auch nichts. Das Einzige, was du tun kannst, ist schwimmen und dich selbst aus dem Fluss retten." Daraufhin schaute mich die Klientin völlig entsetzt an und meinte: „Ich kann aber nicht so gut schwimmen!"

Metaphern sind unterschiedlich schwer zu verstehen, und die Kunst besteht vor allem darin, ein passendes Bild zu finden. Dies fällt umso leichter, je besser man einen Klienten und seinen Erfahrungshintergrund kennt. Wenn man aufmerksam zuhört, merkt man, dass Klienten selbst Metaphern anbieten, die man aufgreifen und gemeinsam weiter ausbauen kann.

Das Bild eines (Problem-)Berges, der vor einem aufragt und angesichts dessen man fast allen Mut verliert, wird meist gut verstanden. Man kann dann gemeinsam überlegen, was man braucht, um sich auf den Weg zu machen und auf dem Weg zu bleiben, wo man auch mal pausieren kann etc.

Viele meiner Klientinnen glauben, dass sie schneller gesund werden, je mehr Therapien sie machen, und fordern daher, mehrere Therapien gleichzeitig anzufangen. Hier hilft oft das Bild, dass zehn Deodorants, die man gleichzeitig unter die Achsel schmiert, auch nicht besser gegen Geruch helfen als eines.

Humor

Leider ist es auch mit dem Humor nicht ganz so leicht. Ich bin jemand, der dieses Mittel an sich gerne nutzt und es sehr schätzt, in einer Sitzung auch gemeinsam zu lachen. Für Menschen mit Lernschwierigkeiten fühlt sich das vermeintlich gemeinsame Lachen aber sehr schnell nach Auslachen an: zum einen, wenn sie diese Erfahrung schon oft im Leben machen mussten, zum anderen, wenn die kognitive Entwicklungsstufe, auf der man Wortspiele oder Ironie begreift, nicht erreicht wurde. Auch die Regeln für Leichte Sprache (→ S. 47 ff.) weisen auf diese Schwierigkeit hin und empfehlen, Ironie zu vermeiden. Ich bin daher mit der Zeit in diesem speziellen Kontext vorsichtig geworden und schaffe Leichtigkeit lieber mit anderen Mitteln, beispielsweise über Komplimente oder mit der verstärkten Suche nach Ressourcen.

Nach diesen Einschränkungen hier noch ein paar hilfreiche kurze Worte für Beratung und Therapie (ganz unabhängig vom Intelligenzquotienten):

Stattdessen

Die spontane Tendenz, wenn man Klienten die Frage stellt, wie eine mögliche Lösung aussehen könnte, besteht oft in einem „Nicht". Weil man nicht in Richtung eines „Nicht" arbeiten kann, ist es hilfreich, die Frage zu stellen, was dann „stattdessen" sein wird:

Ein Klient antwortete auf die Frage, wie es ihm ginge, wenn wir erfolgreich zusammenarbeiten würden: „Dann bin ich nicht mehr so traurig." Ich fragte weiter: „Und wenn Sie nicht mehr so traurig sind, wie werden Sie dann sein? Was werden Sie stattdessen tun?" „Ich werde morgens aufwachen und frühstücken."

An dieser Stelle kann man weiter nachfragen, was sich ändert, wenn der Klient frühstückt. Hat er bisher nicht gefrühstückt? Wie geht es ihm bei der Arbeit, wenn er nach dem Frühstück dort ankommt, was ändert das im Umgang mit den Kollegen ... Damit begibt man sich gemeinsam mit auf die Suche nach einer möglichen gestaltbaren Zukunft und handelt ganz im Sinne der Lösungsorientierung (→ Ressourcen und Lösungen, S. 36 ff.).

Und statt Aber

Wenn man ein Aber nach einer Aussage benutzt, um den nächsten Halbsatz einzuleiten, bedeutet dies gewöhnlich, dass man die erste Aussage damit aufhebt. Der Klassiker: „Ein schönes Bild, aber ..." Hier ahnt man, dass gleich ein vernichtender Kommentar folgt. Wenn man das Aber durch ein Und ersetzt, haben beide Aussagen die Chance, nebeneinander zu stehen. „Das Bild gefällt mir schon ganz gut. Und wenn noch ..."

Das Aber verführt das Gehirn dazu, zu denken, nur eine der beiden Optionen sei richtig oder umsetzbar. Ein Und vermittelt dagegen, dass es eine Möglichkeit gibt, beides zu integrieren, und das Gehirn macht sich auf den Lösungsweg (Roth, 2015). In sozialen Interaktionen soll mit einem Aber oft eine negative Botschaft in eine positive eingebettet werden, damit erstere quasi verdeckt wird. *„Ich mag die neue Gruppenleitung – aber sie ist so arrogant."* Eine Beziehung, die auf vielen solcher Abers gründet, ist nicht authentisch, eine Weiterentwicklung wird unterbunden (Satir, 2010).

Für Therapie und Beratung halte ich zwei weitere Funktionen für wichtig:

1. Für den Klienten: Mit einem Und wird anerkannt, was im Leben so oft der Fall ist: dass man zwei widersprüchliche Gefühle, Gedanken, Handlungsimpulse gleichzeitig hat. „Ich hasse ihn, wenn er zu viel trinkt. Aber ich liebe ihn irgendwie immer noch" – das impliziert, dass man den Partner entweder hassen muss oder lieben darf und ihn eigentlich verlassen müsste, wenn er weiter trinkt. Umgewandelt in „Ich hasse ihn, wenn er zu viel trinkt. Und irgendwie liebe ich ihn (gleichzeitig) immer noch" klingt sehr viel versöhnlicher und erlaubt der Klientin möglicherweise, ihren Frieden mit dieser Ambivalenz zu machen – und sich von nun an bewusster zu entscheiden oder auch bewusst nicht zu entscheiden.
2. Für den Berater: Ein Und hilft, in der eigenen Haltung offen zu sein und die inneren Kämpfe der Klienten zu respektieren, zum Beispiel bei frühkindlicher Traumatisierung: Es stimmt, dass sie allen Grund haben, böse auf die Welt zu sein, und dass das Leben ungerecht zu ihnen war. Und gleichzeitig können sie sich nur weiterentwickeln, wenn sie lernen, ihre Spannungszustände zu kontrollieren.

2.2 Das Setting

Der zeitliche Rahmen einer Beratung, die Art, wie der Kontakt zustande kommt, die Auftragsklärung und die Schweigepflicht sind Komponenten, die in jeder Beratung und Therapie eine Rolle spielen. In diesem Zusammenhang gibt es ein paar Besonderheiten, die für die Gestaltung des Settings eine Rolle spielen.

2.2.1 Der zeitliche Rahmen

Konzentration und Aufmerksamkeit sind bei Menschen mit Lernschwierigkeiten reduziert. Dies hat Auswirkungen auf die Gestaltung der Sitzungen hinsichtlich Länge, Inhalt und Gesamtdauer.

Länge der Sitzung

Häufig werden Beratungs- oder Therapiesitzungen mit 50 bis 60 Minuten veranschlagt. Bei vielen meiner Klientinnen lässt die Aufmerksamkeit bereits nach 20 Minuten nach, und nach 30 Minuten sind sie schlicht nicht mehr in der Lage, konzentriert zu arbeiten. Wenn Sie Ihren zeitlichen Rahmen also flexibel gestalten können, ist das unter Umständen sehr lohnend. Ich habe mir angewöhnt, für das Erstgespräch 30 Minuten zu veranschlagen und je nach den Fähigkeiten der Klientin die Zeit in den nächsten Sitzungen zu verlängern oder zu verkürzen.

Inhalt

In dieser nun schon reduzierten Arbeitszeit erlebe ich zusätzlich oft, dass scheinbar nebensächliche Erzählungen wie der letzte Urlaub, die aktuelle Arbeit oder das letzte Wochenende eine viel größere Rolle spielen als sonst üblich. Die Sitzungen kommen mir manchmal vor wie ein Fluss, der gelegentlich in Mäandern fließt: Die Richtung scheint verloren zu gehen, vielleicht fließt er auch einen Umweg, aber das Ziel ist dennoch das Meer, und auf direktem Weg kann man es eben nicht erreichen. Es wäre wenig sinnvoll, wollte man seine ganze Kraft darauf verwenden, den Fluss zu begradigen. Vielmehr erlebe ich es als hilfreich, mich dem Tempo anzupassen und die eine oder andere Kurve einfach mitzunehmen. Ich setze als Beraterin durchaus Begrenzungen, was abschweifende Gespräche angeht, doch diese sind viel weiter gefasst als bei Beratungen mit sogenannten normalintelligenten Menschen. Zu schnell ins Thema einzusteigen oder eine Erzählung abzubrechen, würde häufig eine Überforderung darstellen und damit die therapeutische Beziehung belasten.

Hinzu kommen Defizite im logischen Denken und in der Sprache: Um eine Schilderung ganz zu verstehen, muss ich häufig mehrmals nachfragen, bis ich alle Zusammenhänge in einer (mir!) logischen Reihenfolge erhalte. Und Sprachstörungen führen immer wieder zu Missverständnissen. Trauen Sie sich hier ruhig, nachzufragen. Menschen mit Beeinträchtigungen haben meist sehr viel Geduld, und am Ende können Sie sicher(er) sein, vom Gleichen zu sprechen und Ihrem Klienten gerecht zu werden.

Dies alles bedeutet, dass weniger Zeit bleibt, das „eigentliche Problem" zu lösen. Um den Klienten immer wieder auf das Thema der Beratung zurückzuführen, arbeite ich viel mit Visualisierungen (→ Material, S. 65ff.). Ich lasse den Klienten malen oder zeichne mit, was er sagt, oder ich benutze Symbole, um die beschriebenen Personen darzustellen. Und ich behalte das Thema im Kopf und bringe es immer wieder ein, bei manchen Klienten nur in einem Satz pro Sitzung, bei anderen sehr viel strukturierter, indem ich jeden Lebensbereich und die wichtigen Themen in jeder Sitzung gezielt abfrage.

Frau J. zum Beispiel schätzt das sehr. Auf die Frage, was in der Beratung besonders hilfreich ist, antwortete sie:
„Dass du immer alles nachfragst und nichts vergisst."

Das Wichtigste aber sind Geduld und ein langer Atem. Denn im Umgang mit diesen Besonderheiten gilt für Beratende vor allem sie auszuhalten– oder sich darüber zu freuen, dass die Effizienz heute Pause hat und man sich der Entdeckung der Langsamkeit widmet! Denn auch Veränderungen dauern manchmal etwas länger und werden vielleicht erst nach Monaten oder Jahren in der Verzahnung mit dem ganzen System sichtbar.

Dauer der gesamten Beratung/Therapie

Dies führt zwangsläufig zur nächsten Überlegung: der Dauer der gesamten Beratung/Therapie. Die Empfehlung von Kurzzeittherapeuten lautet, möglichst eine begrenzte Stundenanzahl zu nennen und diese nicht zu hoch anzusetzen (z.B. Weiss, 1988). Damit werde dem Klienten von vornherein signalisiert, dass es eine Lösung für sein Problem gibt und dass diese in absehbarer Zeit zu erreichen ist.

Bei ungefähr einem Fünftel meiner Klientinnen funktioniert dieses Konzept sehr gut und ermöglicht eine klare Bearbeitung des Auftrags und ein für beide Seiten befriedigendes Ende. Die anderen vier Fünftel benötigen deutlich mehr Zeit. Diesem Umstand tragen auch die Veränderungen in den Psychotherapierichtlinien in Deutschland von 2019 Rechnung, die beispielsweise eine höhere Anzahl an probatorischen Sitzungen oder eine erweiterte Rezidivprophylaxe ermöglichen (Glasenapp, 2019). Zwei weitere Komponenten dürften darüber hinaus eine Rolle spielen, weshalb eine begrenzte Stundenzahl eine unangenehme Situation für Klientinnen darstellen kann:

Zum einen wird durch eine solche vorab festgelegte zeitliche Begrenzung der Druck aufgebaut, etwas in einer bestimmten Zeit schaffen zu müssen – nämlich eine Lösung zu finden. Wenn Sie sich die Sozialisationsgeschichte eines Menschen mit Lernschwierigkeiten ansehen, können Sie sich vorstellen, dass „etwas in einer bestimmten Zeit schaffen" schon oft erwartet wurde und aufgrund der Beeinträchtigung nicht geklappt hat. Dies ist kein Vorwurf an Eltern oder Sonderpädagogen, sondern eine logische Konsequenz daraus, in einer Umwelt aufzuwachsen, die sich nach Normen richtet, in denen eine kognitive Beeinträchtigung in erster Linie ein Defizit darstellt. Dieses potenzielle Scheitern schwingt also automatisch mit, wenn Sie zu Beginn einen Beratungszeitraum von beispielsweise fünf Stunden vorschlagen.

Zum anderen stellt eine Beratungssituation oft eine extrem angenehme Situation dar. Vergegenwärtigen Sie sich: Diese Gespräche bedeuten, dass eine Person ausschließlich nur für Sie da ist, Ihnen wertschätzend zuhört, an Ihre Stärken glaubt, keine Ansprüche stellt – während Sie die Betreuer der Wohngruppe oder der Werkstatt für behinderte Menschen (WfbM) sonst mit 8 bis 25 anderen Personen teilen müssen und Ihre Arbeit und den Haushalt zu erledigen haben. Wenn solche Überlegungen und Empfindungen eine Rolle spielen, ist das Ende einer Beratung nicht unbedingt erstrebenswert. Auf Seiten des Beraters bedarf es in diesem Fall immer wieder der kritischen Reflexion, ob man tatsächlich noch hilfreich im Sinne einer Beratung ist oder ob man „Teil des Systems" ist und die Symptomatik eher aufrechterhält. Denn es wäre ja unsinnig, symptomfrei zu werden, wenn man dann diese wertvollen Stunden der Einzelzuwendung aufgeben müsste. Wobei umgekehrt nicht zu unterschätzen ist, wie groß die stabilisierende Wirkung für eine Person sein kann, die einmal im Quartal einen Termin hat, der schon lange im Voraus feststeht, auf den die Klientin sich freuen kann und bei dem sie berichten kann, dass es ihr in der Zwischenzeit gut ergangen ist. Dann ist man, auch wenn keine neuen Inhalte mehr verhandelt werden, durchaus im Sinne einer Therapie oder Beratung hilfreich!

Und auch das ist möglich: Frau X. war bei mir, weil sie über Schlafstörungen klagte. Allerdings kamen wir bei diesem Thema nicht so recht weiter (so wie auch bereits mehrere meiner Vorgängerinnen). Über mehrere Sitzungen hinweg erarbeiteten wir, dass die gemeinsamen Gespräche nur noch einmal im Quartal stattfinden sollten, dafür aber ganz unabhängig davon, ob es Frau X. gut ging oder nicht. Dies behielten wir circa ein Jahr bei.

Kurz vor Weihnachten häuften sich plötzlich Albträume, und Frau X. berichtete mir, sie beschimpfe sich häufig selbst. Es stellte sich heraus, dass sie aufgrund des anstehenden Weihnachtsfestes, das ja gemeinhin als Familienfest gilt, eine Reaktivierung ihrer unverarbeiteten Kindheitstraumata erfuhr. Wir erhöhten die Frequenz der Sitzungen spontan auf 14-tägige Termine, und es gelang ihr, viele dieser Erinnerungen zu bearbeiten. Anschließend reduzierten wir die Frequenz wieder, zunächst auf einmal monatlich.

In den drei Jahren gemeinsamer Arbeit (die weiterhin anhält) gelang es Frau X. zunehmend, sie bewegende Themen anzusprechen und zu bearbeiten. Ihre Introspektionsfähigkeit ist stark gewachsen. In letzter Zeit berichtete sie, die Schlafstörungen seien manchmal weg. Wenn sie kommt und kein Thema mitbringt, unterhalten wir uns über die Arbeit und Aktuelles und beschließen die Sitzung mit einer ausgiebigen Fantasiereise ans Meer.

Frequenz der Sitzungen

In der systemischen Beratung und Therapie geht man davon aus, dass die wirkliche Veränderung zwischen den Sitzungen geschieht und nicht in der Sitzung selbst. Schließlich muss der Klient seine neuen Interaktionsmuster in seinem Umfeld ausprobieren und nicht mit dem Therapeuten (Weiss, 1988). Nur in absoluten Krisenzeiten und bei Klientinnen, die aufgrund ihrer sozio-emotionalen Entwicklung keine Bindung über mehrere Wochen aufrechterhalten können, biete ich daher einen Termin pro Woche an. Meine übliche Frequenz sind 2 bis 3 Wochen, bei Langzeitklientinnen 6 bis 12 Wochen, was den üblichen Abständen in einer systemischen Beratung entspricht.

2.2.2 Die Auftragsklärung

In jeder Beratung ist die genaue Klärung des Auftrags von zentraler Bedeutung. Anders ausgedrückt: WER genau möchte WAS? Unterschiede zur Beratung mit Menschen ohne Lernschwierigkeiten ergeben sich häufig aus dem Überweisungskontext.

Wer?
In einer Studie stellte Buchner fest, dass von neun befragten Personen mit Behinderung, die sich in einer Psychotherapie befanden, nur eine von sich aus den Kontakt zur Therapeutin gesucht hatte (Buchner, 2011). Alle anderen waren aufgrund von Empfehlungen ihrer Betreuer gekommen. In der Praxis erlebe ich hier in den letzten Jahren eine Veränderung. Inzwischen sprechen mich Personen mit Lernschwierigkeiten direkt an und fragen, ob sie einen Termin haben könnten. Manchmal höre ich beim Erstgespräch auch, dass der Tipp, mich anzusprechen, von einer Freundin kam. Beides zeigt, dass das Bewusstsein, sich Beratung holen zu können, ebenso zunimmt wie die Eigeninitiative bei der Suche nach einem Berater.

Der erste Schritt der Auftragsklärung besteht also darin, nachzufragen, ob der Klient aus eigenen Stücken die Beratung initiiert hat, durch Betreuer motiviert wurde oder die Gespräche eine Art Anordnung aufgrund herausfordernder Verhaltensweisen im Wohn- oder Arbeitsbereich sind. Letzteres ist häufig bei aggressiven Verhaltensweisen der Fall. Hinter dem Auftrag steht dann meist eine große Not auf allen Seiten und möglicherweise auch die Frage, ob jemand in einer Wohngruppe weiterbetreut werden kann. In diesem Fall ist es wichtig, die eigentlichen Auftraggeber, nämlich die Pädagoginnen, mit ins Boot zu holen und gemeinsam ein realistisches Ziel abzustecken.

Für das betreuende Team von Herrn F. war das vordringliche Anliegen, dass die Impulsdurchbrüche zurückgehen. Nach der Diagnostik wurde deutlich, dass zielführend in der Einzeltherapie mit Herrn F. nicht die Arbeit am besseren Verstehen von Regeln und Impulskontrolle wäre, sondern die Förderung seiner Autonomiebestrebungen. Indem das Team von dieser Arbeit wusste und sie unterstützte, war es Herrn F. möglich, einen Entwicklungsschritt zu vollziehen, der ihm langfristig tatsächlich eine Reduktion der Impulsdurchbrüche erlaubte. (Mehr von Herrn F. berichte ich noch auf Seite 66 ff.)

Wäre der Auftrag in diesem Fall nicht gemeinsam mit dem Team besprochen worden, hätte das sicherlich zu Unverständnis und Frustration geführt; eventuell hätte man die Sitzungen bei mir als ungerechtfertigte Belohnung (Billardspielen) für unangemessenes Verhalten (Gläser an die Wand werfen) empfunden. Erst durch die Transparenz war das erfolgreiche Vorgehen möglich.

Was?

Weiß man nun, wer etwas will, gilt es zu klären, was genau dies eigentlich ist. Auf Steve de Shazer geht eine Kategorisierung der Klienten in drei Gruppen zurück, die einem hier weiterhelfen kann (Schlippe & Schweitzer, 1998):

1. Besucher: Sie haben eigentlich keinen Auftrag, keine Beschwerden und keinen Änderungswunsch. De Shazer schlägt vor, in diesem Fall die bisherigen Lösungen positiv zu benennen und keine weiteren Angebote zu machen.

   Eine Kollegin beriet einen jungen Mann, der zur Raucherentwöhnung kam. Schnell stellte sich heraus, dass der Wunsch, das Rauchen aufzugeben, ausschließlich von den Eltern kam. Sie klärte ihn über die Gesundheitsrisiken auf, gab noch einige Broschüren mit, und die Beratung wurde einvernehmlich beendet.
2. Klagende: Sie haben Beschwerden, sehen aber keinen eigenen Anteil und imaginieren als Lösung die Änderung der anderen. Hier empfiehlt de Shazer vor allem Beobachtungs- und Denkaufgaben. Auch zirkuläre Fragen (→ S. 91ff.) oder ein Reframing (→ S. 93ff.) können hilfreich sein.

   Frau B. sah als Lösung ihrer Streitigkeiten mit der Mutter, dass diese endlich ihre Forderungen akzeptieren und sie ernst nehmen sollte. Ich stellte ihr die Beobachtungsaufgabe, zu notieren, wann die Mutter sie denn schon ernst nehme und wie sie sich dann verhalte. Diese Beobachtungen können in den nächsten Sitzungen bearbeitet werden.

Solche Beobachtungsaufgaben übersteigen bei Menschen mit Lernschwierigkeiten möglicherweise die kognitiven Kapazitäten, da sie viel Transferleistung in den Alltag und ein hohes Maß an Selbstreflexion und Abstraktionsfähigkeit verlangen. In einem solchen Fall kann es sein, dass ein Wechsel zu einer anderen Therapieform oder das alternativlose Beenden der Therapie sinnvoller ist.

3. Kunden: Sie haben Beschwerden und möchten sich aktiv einbringen, um etwas daran zu ändern. In diesem Fall lassen sich verhaltensrelevante Veränderungen erarbeiten. Dienlich sind alle Methoden, die in diesem Buch vorgestellt werden.

Klagende können vom Besucher zum Kunden werden, aber auch der umgekehrte Weg ist möglich, wie das folgende Beispiel illustriert:

Eine Klientin, die über 3 Jahre hinweg stabiler geworden war, wie sich unter anderem an reduzierten Psychiatrieaufenthalten und weniger psychosomatischen Beschwerden zeigte, brach die Therapie ab, weil ich (die Beraterin) eh immer nur fragen würde, was sie ändern könnte. „Dabei sind doch die anderen schuld!“ – Hier war mir entgangen, dass sie zwar in der Vergangenheit großartige psychische Arbeit geleistet hatte, in dieser speziellen Situation aber vielleicht einfach eine Phase des Klagens benötigt hätte. Jedoch gab es auch nach dem Abbruch keine erneute Psychiatrieeinweisung; vielleicht war der Abbruch einfach die Lösung, eine eigentlich abgeschlossene Beratung zu beenden.

Fragen zur Auftragsklärung kann man unabhängig vom Intelligenzquotienten stellen; Sie müssen nur auf Leichte Sprache achten:

- *Wieso sind Sie hier?*
- *Was ändert sich, wenn wir hier gut arbeiten?*
- *Was wünschen Sie sich von der Beratung/Therapie?*
- *Was wünschen sich die Betreuerinnen/Eltern von unseren Gesprächen?*
- *Woran würden Sie merken, dass es etwas bringt, dass Sie zu mir kommen?*

Oft ist der Auftrag am Anfang noch unspezifisch, wenig differenziert und unkonkret in den Vorstellungen. Man erhält die Richtung, in die die Beratung gehen soll, und prüft dann immer wieder oder macht Vorschläge, wohin der nächste Schritt führen könnte. Wichtig ist es, sensibel dafür zu sein, ob das formulierte Ziel wirklich das der Klientin ist oder ob die Klientin wiedergibt, was ihrer Ansicht nach alle von ihr erwarten. Es braucht ziemlich viel Selbstbewusstsein, um einem Berater zu sagen, dass man eigentlich etwas ganz anderes will, als dieser vorschlägt. Außerdem versuchen die meisten Personen, die in einer Wohngruppe leben, sich anzupassen, auch wenn ihr Verhalten dies vielleicht manchmal zunächst nicht vermuten lässt. Hinweise darauf ergeben sich manchmal aus der Wortwahl des Klienten, wenn etwa Formulierungen benutzt werden, die im normalen Gespräch nicht fallen. Gegebenenfalls ist das erste Ziel der Beratung dann herauszufinden, was überhaupt das Ziel ist. Das kann einige Zeit in Anspruch nehmen und auch im weiteren Beratungsprozess immer wieder notwendig sein. Hilfreich hierfür sind Zeit, ein sensibles Ohr für mögliche Zwischentöne im Gespräch und zirkuläre Fragen (→ S. 91ff.).

2.2.3 Schweigepflicht

Auftrag und Ziel sind nun geklärt, und die Beratung beginnt. Wie aber sieht es mit der Schweigepflicht aus, in einem System, in dem verschiedene Hilfesysteme so eng zur Betreuung eines Menschen verbunden sind? An sich versteht sich von selbst, dass die Schweigepflicht des Beraters oder Therapeuten nicht vom Intelligenzquotienten abhängen kann, dies ist auch gesetzlich so geregelt. Trotzdem ergeben sich aus systemischer Sicht und aus der praktischen Erfahrung ein paar überlegenswerte Punkte:

Tatzer und Schubert (1988) weisen darauf hin, dass in Heimeinrichtungen mindestens drei Subsysteme vorliegen:[10] das Erziehersubsystem, das Therapeutensubsystem und das Schul- bzw. Arbeitssubsystem. Diese Subsysteme wirken gleichzeitig und befinden sich „ständig in einem Prozeß gegenseitiger Definition von Macht, Kompetenz und Verantwortlichkeit“ (Tatzer & Schubert, 1988, S. 129). Aus systemischer Perspektive ist klar, dass die Interaktionen zwischen diesen Subsystemen direkte Auswirkung auf den Klienten haben, ja seine Symptome eventuell erst produ-

10 Tatzer und Schubert sprechen von Kinderheimen; durch den besonderen Hilfebedarf Erwachsener mit Lernschwierigkeiten sind die Prinzipien aber übertragbar.

zieren; in der Familie würden wir vom „Indexpatienten“ sprechen (→ Entwicklung der Familientherapie, S. 23ff.). Das Zusammenspiel zwischen den einzelnen Subsystemen muss also immer wieder reflektiert werden. Diesem Bedarf an Austausch steht das Recht des Klienten auf Schweigepflicht seines Beraters entgegen.

Noch vor circa 20 Jahren war die Schweigepflicht zwischen pädagogischen Betreuern und Beratern kein großes Thema. Ein reger Austausch zwischen den Berufsgruppen (in Abwesenheit des Betreuten) sprach für eine gute interdisziplinäre Zusammenarbeit, genau wie auch Tatzer und Schubert dies fordern. Dies erklärt sich zum Teil aus der Historie der Behindertenarbeit, denn im Vordergrund stand lange Zeit der Fürsorgegedanke. Man ging davon aus, dass Pädagogen wissen müssen, was gut für die betreuten Personen ist, und dass zu viel Entscheidungsfreiheit eine Überforderung darstellt. Die aktuelle Entwicklung geht dagegen in Richtung Selbstbestimmung und Selbstbefähigung (vgl. z.B. Theunissen et al., 2007), so dass die Rechte und die Persönlichkeit des Betreuten sowie die Fähigkeiten zur Mitsprache in den Vordergrund rücken. Dabei werden jedoch immer Handlungsfelder offenbleiben, in denen Menschen mit Lernschwierigkeiten Unterstützung im Alltag und bei der Entscheidungsfindung benötigen.

Es gilt also einen Weg zu finden, der die Interaktion zwischen Helfer-Subsystemen nicht zum Auslöser für Symptome bei den Betreuten werden lässt und gleichzeitig das Recht des Klienten auf Beratung einschließlich der Schweigepflicht des Therapeuten bzw. Beraters wahrt.

Ein Versuch, dies in die Praxis zu übersetzen

Heute halten sich alle beratend oder therapeutisch tätigen Kolleginnen an die Schweigepflicht, und von den Klientinnen wird sie nachweislich als essenziell für eine gute Beratung angesehen (Buchner, 2011; Stahl, 2012). Trotzdem ist manchmal ein Austausch zwischen Beratern und Betreuern für die weitergehende Beratung unerlässlich, zum Beispiel dann, wenn in der Wohngruppe oder zuhause neue Verhaltensweisen auftreten, die Pädagogen bzw. Eltern nicht einordnen können; oder wenn es der Unterstützung durch das Umfeld bedarf, einen gewünschten Vorschlag umzusetzen, und die Klientin dies nicht ohne Hilfe formulieren kann. In diesen Fällen kläre ich mit der Klientin den Bedarf an Austausch und stimme mit ihr ab, welches Vorgehen gewählt werden soll:

Man lädt eine Vertrauensperson aus dem Betreuungsteam in die nächste Sitzung ein und bespricht die Inhalte, um die es gehen soll, vorab mit der Klientin. Fragen Sie auch nach, ob es Inhalte gibt, um die es explizit *nicht* gehen soll! In den Psychotherapierichtlinien in Deutschland wurde dafür ein extra Budget geschaffen, so dass sich solche Sitzungen bei niedergelassenen Therapeuten auch bei erwachsenen Patienten mit der Krankenkasse abrechnen lassen.

Man lässt sich von der Klientin eine Schweigepflichtentbindung gegenüber der betreuenden Einrichtung oder dem betreuenden Team geben. Je nach Fall kann es hier wichtig sein, die genauen Punkte, die man mit den Betreuern besprechen will, vorab zu benennen und das Gespräch und seine Auswirkungen in der nächsten Stunde zu rekapitulieren.

Man formuliert das Anliegen gemeinsam schriftlich und gibt den Brief der Klientin mit oder schickt in ihrer Anwesenheit eine Mail und bespricht das Ergebnis in angemessener Weise nach.

Ich erkläre Klientinnen auch vorab, dass ich bestimmte Dinge, wie beispielsweise suizidale Gedanken, weitergeben muss. Dabei verspreche ich gleichzeitig, dies nicht ohne ihr Wissen zu tun.

Wenn man als Berater von professionellen Helfern angerufen wird, steckt dahinter meist Unsicherheit angesichts einer neuen Entwicklung oder das Bedürfnis, im Alltag bei der Umsetzung der Beratung/Therapie zu unterstützen. Manchmal erhält man auch wichtige Informationen, etwa den Hinweis auf eine Verschlechterung des psychischen Zustands. Wenn man nachfragt, ob die Klientin von dem Anruf weiß, und sich austauscht, nachdem man mit der Klientin über die Aufhebung der Schweigepflicht gesprochen hat, ergeben sich oft wertvolle Weiterentwicklungsmöglichkeiten in der Beratung.

Gelegentlich begegnen einem auch Klienten, die von sich aus den Wunsch äußern, dass Beraterin und Team sich untereinander austauschen. Dieser Wunsch kann verschiedene Angebote enthalten:

- die Aufforderung zur Koalitionsbildung gegen die Betreuer: „Wenn meine Therapeutin meinen Wunsch vertritt und das den Betreuern sagt, müssen die ja machen, was ich will“;
- den Wunsch der Klientin, in einem unautonomen Status zu verharren: „Alle sollen alles über mich wissen, damit sie mir möglichst gut helfen können, weil ich das alleine nicht kann“;

- den Wunsch nach Unterstützung: „Ich möchte das umsetzen, aber ich brauche Hilfe im Alltag, und ich glaube, die Betreuerinnen könnten die geben“;
- den Wunsch nach Bindung, häufig zu finden bei Personen mit einer instabilen Persönlichkeitsstörung: „Möglichst alle Menschen, die für mich zuständig sind, sollen sich um mich kümmern; nur dann bin ich sicher, dass sich überhaupt jemand um mich kümmert“.

Je nachdem, welches Angebot Sie hinter dem Wunsch nach Austausch vermuten und wie Sie selbst Ihre Rolle als Berater/Therapeut definieren, wird Ihre Reaktion unterschiedlich ausfallen.

2.3 Material

Wer systemisch arbeitet, nutzt neben dem gesprochenen Wort auch Gegenstände, um Beziehungen darzustellen, den Blickwinkel des Klienten zu verändern oder auch um „vom Kopf in den Bauch" zu kommen. Oft entsteht eine gewisse Leichtigkeit im Beratungsprozess, wenn man mit Dingen hantiert, anstatt sich nur sprechend gegenüberzusitzen. In den meisten systemisch arbeitenden Praxen findet man daher eine Fülle an symbolhaltigen Materialien, die man bei Menschen mit Lernschwierigkeiten unverändert verwenden kann. Mein persönlicher Fundus besteht unter anderem aus Steinen, Muscheln, Perlen, Badeenten, Mensch-ärgere-dich-nicht-Figuren, Plüschtieren, Seilen und Fotokarten. Es kommt nicht so sehr darauf an, was genau Sie benutzen, sondern darauf, womit Sie sich wohlfühlen. Jedoch gibt es auch hier einige Besonderheiten, die sich in der Arbeit mit Menschen mit Lernschwierigkeiten bewährt haben.

2.3.1 Stofftiere und Handpuppen

Stofftiere sind bei Familientherapeuten ziemlich beliebt. Man kann sie beispielsweise zur Veranschaulichung des Problems nutzen, als Stellvertreter, für die Skulpturarbeit (→ S. 83 ff.) oder in der Teilearbeit (→ Der gestalterische Umgang mit dem inneren System, S. 86 ff.). Dies erfordert mindestens ein Entwicklungsalter, das die Fähigkeit zum Rollenspiel einschließt, was in etwa den kognitiven Fähigkeiten eines Dreijährigen entspricht (Oerter, 1995). Selbst wenn die kognitiven Fähigkeiten hoch genug wären, ist das Denken häufig so konkret verhaftet, dass die spielerische Komponente, die zur Arbeit mit Stofftieren gehört, nicht nachvollzogen werden kann.

Ein Betreuer von Herrn S., bei dem in der Vorgeschichte eine Schizophrenie, aktuell ohne manifeste Symptome, diagnostiziert worden war, rief mich einigermaßen besorgt an, nachdem Herr S. bei mir war: Herr S. habe berichtet, dass er mit einer Puppe gesprochen habe und Frau Hermes immer gefragt hätte, was die Puppe sagt ...?
Hintergrund war mein Versuch, das Befinden von Herrn S. über zirkuläre Fragen zu erheben. Wir hatten gemeinsam ein Stofftier ausgesucht, und ich fragte ihn: „Stellen Sie sich vor, das hier (das Stofftier)

wäre jetzt Ihre Gruppenleitung – was würde die dann sagen, wie es Ihnen im Moment geht?"

Puppen kamen in dieser Beratung jedenfalls nicht mehr vor!

Einen wertvollen Beitrag können Stofftiere in der Traumatherapie bei Menschen mit Lernschwierigkeiten leisten. Denn das „Sichkümmern" um ein Stofftier kann eine gute Möglichkeit für die Arbeit mit dem inneren Kind, mit dem schutzbedürftigen eigenen inneren Anteil, darstellen (Saathoff, 2011).

Völlig unabhängig vom Intelligenzquotienten liegt die Arbeit mit Stofftieren bei weitem nicht allen Personen. Meine Klienten verwehren sich meinem Eindruck nach insbesondere dann mehr oder weniger offen dagegen, wenn sie befürchten, als „kindisch" oder „uncool" wahrgenommen zu werden. In Fällen, in denen der Klient die Stellvertreterfunktion versteht, aber Stofftiere ablehnt, bieten sich stattdessen neutrale Holzfiguren, Badeenten oder Bausteine als Ersatz an.[11]

2.3.2 Aufschreiben und aufzeichnen

Für unverzichtbar, wenn das Gegenüber eine kognitive Einschränkung hat, halte ich Papier und Stifte, um die Inhalte der Sitzung bei Bedarf auch zeichnerisch oder schriftlich darzustellen. Eine Beratungs- oder Therapiesitzung ist eine hochkomplexe Situation hinsichtlich der Verarbeitungsanforderungen an das Gehirn. Sprache ist flüchtig; etwas Gesagtes bleibt nicht sichtbar im Raum, sondern muss vom Hörer weiterverarbeitet werden. Dabei spielen unter anderem das Sprachverständnis und das Kurzzeitgedächtnis eine Rolle, und beide sind bei Menschen mit Lernschwierigkeiten normalerweise eingeschränkt. Sprache verlangt zudem ein recht hohes Abstraktionsniveau. Durch das begleitende Visualisieren wird das Gesagte begreifbar gemacht. Man entlastet das Kurzzeitgedächtnis und kann gemeinsam zu Punkten zurückkehren, die fünf Minuten (oder fünf Sitzungen) vorher besprochen wurden, weil das entsprechende Papier noch vorliegt. Außerdem hilft Visualisierung dabei, im Gespräch einen roten Faden zu behalten, indem man Abläu-

---

11 Aus einem mir unerfindlichen Grund werden Badeenten nicht als kindisch wahrgenommen.

fe Stück für Stück aufzeichnet und damit Orientierung und Struktur erhöht.

Eine Möglichkeit der Visualisierung ist das Aufschreiben – sofern das Gegenüber lesen und schreiben kann. Ist dies nicht der Fall, helfen Zeichnungen, Pfeile und Symbole. Neben dem, was man selbst während des Gesprächs auf die Schnelle mitzeichnen kann, gibt es fantastische Piktogrammsammlungen zur Unterstützung.

Materialtipp

Bekannte Programme in Deutschland sind der Boardmaker oder Metacom. Eine freie Software zum Download bietet der Pictoselector unter https://www.pictoselector.eu/. Mit den dort zur Verfügung gestellten Piktogrammen können Sie Arbeitsblätter auch vor- oder nachbereiten, zum Beispiel für die Erarbeitung von Gefühlen.

Ich habe inzwischen Klientinnen, die schon beim Betreten des Beratungszimmers fordern: „Wo sind Papier und Stifte? Ich muss dir was erklären!"

Was ich ebenfalls immer griffbereit halte, ist ein Kalender mit sechs Monaten auf einer Seite. Viele Erwachsene mit kognitiven Einschränkungen haben Schwierigkeiten mit der Zeit, selbst wenn sie die Wochentage kennen und ihren Alltag mit allen Terminen wirklich gut managen. Wenn man jedoch über größere Zeiträume oder über Daten außerhalb des üblichen Ablaufs spricht, kann die Routine nicht mehr greifen, die die Woche normalerweise strukturiert, und die Lücken im Zeitverständnis treten zu Tage. Gemeinsam auf ein Datum zu zeigen, verdeutlicht die Zeit, die bis zu Punkt X (der nächsten Sprechstunde, dem Heimfahrtwochenende o.Ä.) noch vergeht, und garantiert beiden Gesprächspartnern, dass man vom Gleichen redet. Auch was den Kalender betrifft, stehen Klientinnen immer wieder einmal plötzlich auf, gehen zu meiner Pinnwand und holen den Kalender an den Tisch.

2.3.3 Spiele, Mandalas und Massagen

Gänzlich ungewöhnlich für die Arbeit mit Erwachsenen, aber bei mir immer vorhanden sind verschiedene leichte Gesellschaftsspiele (Uno, Memory), Massagebälle und -öl, verschiedene Duftaromen und Mandalas, und zwar aus folgenden Gründen:

- Manchmal braucht die Klientin einfach eine Pause vom Reden und Nachdenken; dann bieten sich Spiele und Mandalas an, weil man dadurch pausiert und die therapeutische Beziehung trotzdem weiter ausgebaut wird.
- Manchen Personen gelingt der Austausch leichter, wenn sie ihrem Gegenüber dabei nicht in die Augen sehen müssen. Vor allem bei Menschen mit einer autistischen Störung und bei sozial gehemmten Menschen ist dies der Fall.[12]
- Ich frage dann zum Beispiel nach, ob die Klientin ein Mandala zeichnen möchte, und lasse sie eines für sich aussuchen, während ich selbst ein eigenes für mich aussuche und jede an ihrem Mandala zu malen beginnt.
- Gleichzeitig zu arbeiten, erscheint mir wichtig, damit die Klientin sich nicht fühlt wie in einer Schulsituation, wo ihre Leistung im Mandalazeichnen bewertet wird. Das Gespräch entfaltet sich dann wie nebenbei, und auch längere Pausen, in denen ausschließlich gemalt wird, sind völlig in Ordnung.
- Manchmal kommen Klientinnen mit einer so hohen Anspannung bei mir an, dass Reden und Reflektieren völlig unmöglich ist und zunächst ein „arbeitsfähiger" psychischer Zustand hergestellt werden muss. Hier können Igelbälle oder Düfte hilfreich sein, um die Anspannung zu senken.
- Manchmal sind Klientinnen emotional so bedürftig, dass eine Handmassage besser als alle Worte zeigt, dass man sich Zeit nimmt und bereit ist, gemeinsam Lösungen zu suchen.

In Deutschland ist es in Beratung oder Therapie normalerweise nicht unbedingt üblich, beispielsweise eine Handmassage zu geben. Körperlicher Kontakt ist etwas, das viele Menschen mit Lernschwierigkeiten oft und spontan einsetzen. Es empfiehlt sich hier, sowohl auf seine eigenen als auch auf die Grenzen der Klienten zu achten. Unter dieser Voraussetzung stellen körperliche Berührungen ein hervorragendes Kommunikationsmittel dar, das manchmal auch sprachliche Barrieren überwinden kann.

---

12 Werther (2011) und Caby und Caby (2011) beschreiben die Intervention des gemeinsamen Kritzelns oder Squiggelns, die ursprünglich auf Winnicott zurückgeht, in der Arbeit mit Menschen mit Lernschwierigkeiten. Dabei zeichnen (kritzeln) Berater und Klient gleichzeitig oder abwechselnd Schnörkel auf ein Blatt Papier.

2.4 Emotionale Entwicklung

Dass man mit Beratern oder Therapeuten über seine Gefühle redet, entspricht einem gängigen Klischee über diesen Berufsstand. Wenn ich trotzdem oder gerade deshalb ein Kapitel über emotionale Entwicklung einfüge, dann deshalb, weil in der Arbeit mit Menschen mit Lernschwierigkeiten die Bestimmung des emotionalen Entwicklungsstandes manches als problematisch erscheinende Verhalten erklären kann. Die eigenen Gefühle kennenzulernen, stellt dann einen wichtigen therapeutischen Schritt dar, für den Sie im Praxisteil eine Reihe von Methoden finden (→ Wie geht's denn so – emotionale Entwicklung fördern, S. 150 ff.).

Von Geburt an differenzieren sich die Gefühle aus,[13] bei einem Säugling anfangs nur in „gut" oder „schlecht", anders ausgedrückt, in Lust oder Unlust. Dies ändert sich bereits in den ersten Wochen, und je weiter die emotionale Entwicklung voranschreitet, desto differenzierter werden die Wahrnehmung, der Ausdruck und die Regulation von Gefühlen (siehe z. B. Sappok & Zepperitz, 2019). Wenn eine Person in ihrer emotionalen Entwicklung in dem Stadium Lust/Unlust verharrt, stehen ihr kaum adäquate Handlungsmuster für den Umgang und die Kontrolle ihrer Gefühle zur Verfügung. Stattdessen wird sie die meiste Zeit von diffusen Zuständen überflutet werden. Das Ergebnis ist impulsives Verhalten, das bei der Umwelt und auch bei der Person selbst Unbehagen auslöst.

Freude, Trauer, Wut und Angst werden allgemein als Grundemotionen bezeichnet; Überraschung und Ekel fügen manche Autoren dieser Liste noch hinzu (vgl. Glasenapp, 2013). Wichtig ist, dass ein Gefühl nicht nur „gefühlt" wird, sondern sich aus mehreren Teilkomponenten zusammensetzt. Ein Gefühl enthält einen Impuls zur Handlung, es treten körperliche Empfindungen auf, die Gedanken passen sich dem Gefühl an, und die Wahrnehmung verändert sich entsprechend:

Eine Frau, die auf dem Nachhauseweg durch eine dunkle Gasse muss und deswegen Angst hat, geht vielleicht schneller (Handlung), ihr Herz schlägt wie verrückt und der Atem beschleunigt sich (Körperempfin-

13 Ich benutze die Begriffe „Emotion" und „Gefühl" synonym, wie auch Dorsch et al. (1994) dies vorschlagen.

dung), sie denkt an Berichte von Überfällen und Exhibitionisten (Gedanken) und nimmt die normalen Geräusche oder einen Schatten an der Wand überdeutlich und beängstigend wahr (Wahrnehmung).

Emotionale Entwicklung bei Menschen mit Lernschwierigkeiten

Der aktuelle Stand der Forschung besagt, dass die Stadien der emotionalen Entwicklung bei Menschen mit kognitiver Beeinträchtigung qualitativ grundsätzlich die gleichen sind wie bei Menschen ohne Beeinträchtigung (Došen, 2018; Sappok & Zepperitz, 2019). Für Menschen mit Lernschwierigkeiten liegen jedoch kognitive, sprachliche und interaktionelle Rahmenbedingungen vor, die dazu führen können, dass Stadien langsamer durchlaufen oder höhere Stadien der Entwicklung nicht erreicht werden. Das heißt, wir finden bei Menschen mit verminderter kognitiver Kapazität meist eine emotionale Entwicklung, die entsprechend weniger ausdifferenziert ist.[14] Anton Došen hat diese Überlegungen zu einem Konzept der sozio-emotionalen Entwicklung ausgearbeitet (Došen, 2018). Er weist nachdrücklich darauf hin, wie wichtig die Diagnostik des emotionalen Entwicklungsalters bei Personen mit herausfordernden Verhaltensweisen ist, und legt in seinem Buch einen entsprechenden Interviewleitfaden vor („Schema der emotionalen Entwicklung", kurz SEO). In zehn Bereichen werden typische Beispiele für die postulierten Entwicklungsstadien genannt, anhand derer der Entwicklungsstand einer betreuten Person eingeschätzt werden kann. Ein normierter Test, mit dem das sozio-emotionale Entwicklungsalter einer Person erhoben werden kann, stellt der SEED dar (Sappok et al., 2018). Hieraus wiederum lassen sich Maßnahmen ableiten, die sich milieutherapeutisch in den Alltag integrieren lassen (zu finden beispielsweise in Sappok & Zepperitz, 2019). Eine solche Verknüpfung von Pädagogik und Therapie ermöglichte einen fruchtbaren Behandlungsansatz bei Herrn F.:

Bei Herrn F. liegt eine mittelgradige Intelligenzminderung vor. Er spricht Zwei-Wort-Sätze und arbeitet in einer Werkstätte für Menschen mit Behinderung. Plötzlich auftretende Wutausbrüche mit Ag-

---

14 Bei Menschen mit einer Autismusspektrumstörung ist die emotionale Differenzierung trotz durchschnittlicher oder sogar überdurch-schnittlicher Intelligenz häufig deutlich unterentwickelt. Hierfür gibt es eigene Therapiemanuale, die auf die Besonderheiten der emotionalen Entwicklung bei autistischen Störungen eingehen.

gressionen gegen Dinge führten dazu, dass ich zu Teamberatung und Therapie angefragt wurde. Die Ermittlung der emotionalen Entwicklung ergab das Altersäquivalent eines Zweijährigen, landläufig als „Trotzphase“ bekannt. Zentral in dieser Phase sind erste Autonomiebestrebungen und damit verbunden das Austesten von Grenzen. Im Behandlungsplan wurden pädagogisch klare Grenzen ebenso wie Freiräume vereinbart; beispielsweise erhielt Herr F. neue Gruppenaufgaben, die er gut erledigen konnte, was ihn mit Stolz erfüllte (z.B. Botengänge im Haus). In der Therapie bestimmte Herr F. die Inhalte komplett, kümmerte sich darum, den Schlüssel für den Therapieraum an der Pforte zu besorgen (mit einer Fotokarte, um die Sprachbarriere zu umgehen), und gab die Spiele vor, die er spielen wollte. Ich wahrte den Rahmen (pünktlich anfangen, pünktlich aufhören) und passte mich ansonsten an. Die Wutanfälle ließen innerhalb eines Jahres so deutlich nach, dass die Therapie beendet werden konnte.

Das Beispiel zeigt zum einen die Relevanz der Diagnostik, um den Ist-Zustand festzustellen und die Grenzen des Machbaren zu bestimmen. Zum anderen wird deutlich, wie sich die Inhalte in eine Therapie übertragen lassen.

Ist aufgrund der Schwere der Beeinträchtigung anzunehmen, dass die Entwicklung auf eine bestimmte Stufe begrenzt ist, besteht die Aufgabe der Umgebung darin, sich anzupassen. Bei Menschen mit mittlerer oder leichter Intelligenzminderung stellt die Beratung oder Therapie dagegen möglicherweise einen guten Rahmen dar, die emotionale Entwicklung zu fördern. In solchen Fällen kann es hilfreich oder sogar notwendig sein, das Kennenlernen und Benennen von Gefühlen als ersten Schritt der therapeutischen Arbeit zu begreifen (→ Wie geht’s denn so?, S. 150ff.).

Teil 3

3 Methoden und ihre Anpassungen

Von Paul Moor, einem bekannten Heilpädagogen, stammt der Ausspruch: „Heilpädagogik ist Pädagogik, nichts anderes“ (Moor, 1965, S. 273). Dies möchte ich auf die systemische Beratung und Therapie mit Menschen mit Lernschwierigkeiten übertragen: Systemische Beratung mit Menschen mit Lernschwierigkeiten ist systemische Beratung, nichts anderes. Bewusst habe ich in diesem Buch darauf verzichtet, mehr über die Hintergründe von Behinderung zu referieren oder Syndrome zu beleuchten, um den Menschen als Gegenüber in den Fokus zu nehmen, dessen Konstruktion der Wirklichkeit einmalig ist und auf dessen Konstruktion ich als Beraterin mich einlassen muss (→ Konstruktivismus, S. 30 ff.). In diesem Sinne sind auch die Anmerkungen „Besonderheiten bei Lernschwierigkeiten “ zu verstehen, die bei jeder Methode aufgeführt sind: Es handelt sich um Anpassungen, die ich für hilfreich halte, weil sie der kognitiven Beeinträchtigung Rechnung tragen. Bei allem, was typisch sein mag, sitzt mir jedoch stets ein Individuum gegenüber – bei dem vielleicht wieder alles ganz anders ist.

3.1 Das System im Blick

Wer systemisch arbeitet, stellt das System in der Beratung immer wieder in den Fokus– um den Klienten neue Blickwinkel zu ermöglichen oder ihnen ein Gespür dafür zu geben, wie ihre Systeme funktionieren, oder zu diagnostischen Zwecken. Dafür gibt es eine Reihe von Methoden, die Systeme visualisieren oder erlebbar machen: Das **Genogramm** erhebt die Struktur der Familie, die **Netzwerkkarte** bezieht darüber hinaus die sozialen Systeme mit ein. In der Arbeit mit **Skulpturen** und im **gestalterischen Umgang mit dem inneren System** steht die Qualität der Beziehungen im Vordergrund.

3.1.1 Genogramm

Worum geht es?
Ein Genogramm ist die Aufzeichnung des Familienstammbaumes über mindestens drei Generationen. Von McGoldrick et al. systematisiert (McGoldrick & Gerson, 1990; McGoldrick, Gerson & Petry, 2022), wurde es zu einem wichtigen Instrument in der systemischen Therapie, das sowohl diagnostisch als auch therapeutisch genutzt werden kann. Ein Genogramm ermöglicht es, den Blick auf das „große Ganze" der Familie zu werfen und dadurch Hypothesen über familiäre Zusammenhänge zu entwickeln. Häufig ergibt sich dadurch ein ganz neuer Blickwinkel für die Klienten.

Hintergrund
McGoldrick und Gerson präsentierten 1990 mit ihrem Buch *Genogramme in der Familienberatung* einen Vorschlag, wie Genogramme standardisiert erhoben und nach welchen Prinzipien sie interpretiert werden können (McGoldrick & Gerson, 1990). Dabei wird vor allem Wert auf vorhandene Beziehungsmuster innerhalb der Familie gelegt. Diese können sowohl horizontal (also innerhalb einer Generation) als auch vertikal (über mehrere Generationen hinweg) betrachtet werden. In der Darstellung von McGoldrick und Gerson folgt der Ansatz eher einem strukturellen Modell von Familientherapie. Das bedeutet, dass man aufgrund bestimmter Konstellationen Hypothesen über die Entwicklung von

Symptomen aufstellt. Die beiden Autoren verweisen zum Beispiel auf die Bedeutung generationenübergreifender Muster, auf den Umgang mit kritischen Lebensereignissen oder auf die Bedeutung sogenannter Dreiecksmuster in Beziehungen. Inzwischen ist das Buch in der 5. Auflage erschienen und trägt den gesellschaftlichen Entwicklungen Rechnung, sodass bspw. Symbole für Homosexualität oder Transgender eingeführt wurden. Auch wurde die Darstellung von Beziehungen weiter systematisiert (McGoldrick, Gerson & Petry, 2022). Man kann ein Genogramm aber auch zur Konstruktion einer neuen Familiengeschichte einsetzen, indem man sein Augenmerk darauflegt, wie die Geschichte erzählt wird. Man fragt dann beispielsweise nach Familienmythen oder wichtigen Ereignissen in der Familie und arbeitet heraus, welche Auswirkungen diese auf das heutige Leben der Klientin haben. Eine mögliche Intervention besteht darin, die Geschichte umzuerzählen und damit im Sinne des Konstruktivismus eine neue Realität zu gestalten (→ Konstruktivismus, S. 30 ff.).

Eine Klientin, bei der ich das Genogramm für eine Umdeutung nutzte, war Frau P.: Frau P. verglich sich charakterlich sehr oft mit ihrem Vater: Sie sei eben so stur, weil sie das von ihm habe, und sie könne nicht anders und auf keinen Fall Kompromisse eingehen. Das Genogramm ermöglichte es, mit ihr gemeinsam zu ergründen, welche Eigenschaften sie vielleicht von anderen „geerbt" haben könnte und wer noch als Identifikationsfigur in Frage käme. Hier kam sie auf ihre künstlerische Begabung, die sie ihrem Bruder zuordnete, der Maler war.[15]

Wie?

Es ist üblich, die von McGoldrick, Gerson und Petry (2022) entwickelten Symbole zu benutzen (**s. Abbildung 2 und Abbildung 3**). Damit sind Genogramme auch für andere lesbar, und man muss sich beim Zeichnen keine Gedanken über die Gestaltung machen, sondern kann sich ganz auf die Inhalte konzentrieren.

---

15 Alle Fallbeispiele stammen aus meinem Arbeitsalltag: Die Klientinnen haben alle Lernschwierigkeiten.

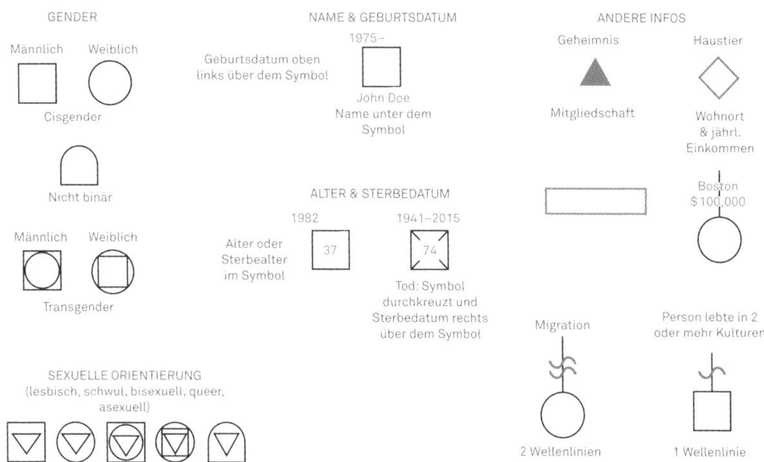

Abbildung 2: Grundlegende Genogrammsymbole nach McGoldrick, Gerson & Petry (2022).

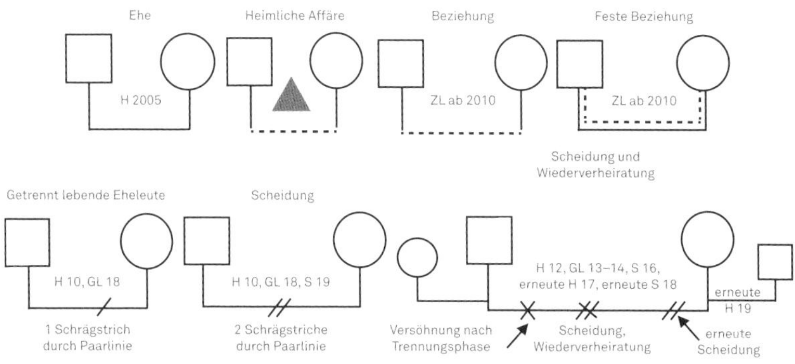

Abbildung 3: Paarbeziehungen nach McGoldrick, Gerson & Petry (2022).[16]

Als Einführung ist es für die meisten Klienten gut nachvollziehbar, wenn man von einem Familienstammbaum spricht, dessen Zeichnung bestimmten Regeln folgt. Bei einem Einzelklienten fangen Sie immer mit dessen Zeichen an und arbeiten sich dann in der Familie Richtung Partner, Eltern, Geschwister und Großeltern vor. Wenn eine ganze Familie in

16 Abbildung 2 und Abbildung 3 werden mit freundlicher Genehmigung von W. W. Norton & Company, Inc. verwendet. „Figure 2.1“, „Figure 2.2“, from GENOGRAMS: ASSESSMENT AND TREATMENT, 4E by Monica McGoldrick, Randy Gerson, Sueli Petry. Copyright © 2020, 2008 by Monica McGoldrick, Sylvia Shellenberger and Sueli S. Petry. Copyright © 1999 by Monica McGoldrick and Sylvia Shellenberger. Copyright © 1985 by Monica McGoldrick and Randy Gerson. Used by permission of W. W. Norton & Company, Inc.

die Beratung kommt, fängt man mit dem sogenannten Indexpatienten an, der Person, welche die Symptome zeigt. In einem ersten Schritt werden zunächst die „harten" Fakten gesammelt: Neben Geburts- und ggf. Todesdaten notiert man die Daten von Heirat, Trennung, Scheidung, die Berufe der einzelnen Familienmitglieder, eventuelle Krankheiten, Beeinträchtigungen oder Suchtverhalten. Wichtig ist auch zu sehen, wer in einem Haushalt wohnt, wer in der Nähe oder wer weiter weg. (**Abbildung 4** zeigt ein Genogramm, wie es in der Beratung angefertigt werden kann.) In der weiteren Befüllung geht es um „weiche" Daten wie Eigenschaften, Zuneigungen, Stärken etc. Zusätzlich kann es je nach Fragestellung sinnvoll sein, eine Spalte am Rand des Blattes mit chronologischen oder gesellschaftlich relevanten Daten zu führen (z. B.: *Von wann bis wann war der Vater einer Klientin im 2. Weltkrieg in Gefangenschaft; wann zog sie in ein Wohnheim und wann innerhalb des Wohnheims um; wann entschloss sich eine Familie, in ein anderes Bundesland/ein anderes Land zu ziehen ...*)

Wenn das Genogramm vollständig zu sein scheint, lohnt es sich, noch einmal nachzufragen, ob noch etwas vergessen wurde. Dies ermöglicht der Klientin, noch nicht erfragte aber für sie wichtige Zusammenhänge zu ergänzen. Für die Beraterin kann es hilfreich sein, sich das Genogramm zu kopieren und Hypothesen über Koalitionen, Konflikte, Loyalitäten und Ähnliches einzutragen.

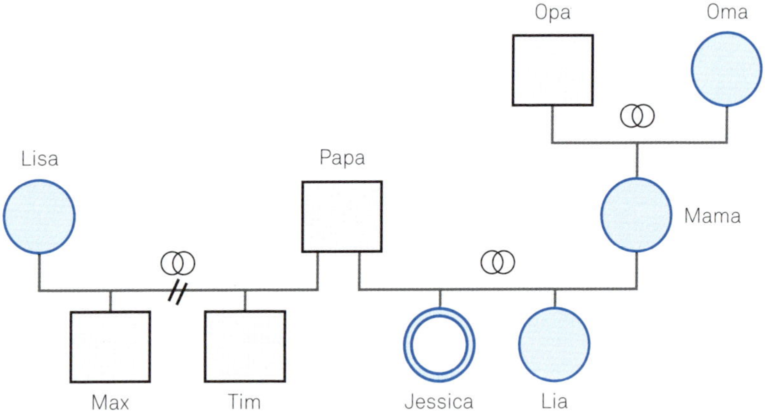

Abbildung 4: Exemplarisch ist hier das Genogramm von Jessica dargestellt. Sie hat zwei Halbbrüder, Max und Tim, aus der ersten Ehe ihres Vaters und eine jüngere leibliche Schwester, Lia. Die Großeltern mütterlicherseits spielen in ihrem Leben eine wichtige Rolle und sind daher eingezeichnet.

Die Methode ist in ihrem Vorgehen sehr strukturiert. Natürlich kann man auch dem Erzählfluss des Klienten folgen; es ist aber wichtig, die Daten immer wieder auf Vollständigkeit zu prüfen.

Wann und wieso?

Viele systemisch arbeitende Kollegen nutzen das Genogramm als Standardwerkzeug zu Beginn einer Therapie oder Beratung, da es die Familie in den Mittelpunkt der Aufmerksamkeit rückt. Man kann es aber auch zu jedem anderen Zeitpunkt in der laufenden Beratung erstellen, wann immer es sinnvoll erscheint, die Familie als Ganzes in den Blick zu nehmen. Außerdem kann man ein Genogramm immer wieder hervorholen, erneut betrachten und ergänzen.

Besonderheiten bei Lernschwierigkeiten

Jeder Mensch kann – ganz unabhängig von seiner Intelligenz – von seiner Familie erzählen. Wenn man ein paar Dinge beachtet, verfügt man damit über ein hervorragendes Instrument auch für die Arbeit mit Menschen mit Lernschwierigkeiten:

Genaue Daten sind oft nicht bekannt. Hier empfiehlt es sich, eine gewisse Gelassenheit an den Tag zu legen und nicht die Struktur über den Inhalt zu stellen. Je nach Fragestellung reichen ein ungefähres Alter und die Reihenfolge der Geschwister. („Geschwister“ ist ein schweres Wort. Oft ist es besser, nach Schwestern und Brüdern zu fragen. Dann zum Beispiel: *Ist Ihre Schwester älter oder jünger?*) Erachten Sie es aus irgendeinem Grund für wichtig, genaue Daten einzutragen, kann man in den Akten oder bei Betreuern nachforschen. Gemeinsames Nachschlagen von Daten in der Verwaltungsakte hinterlässt meiner Erfahrung nach bei vielen, vor allem bei älteren Menschen einen tiefen Eindruck, weil sie aus ihrer Geschichte häufig gewöhnt sind, dass man über sie spricht oder schreibt, sie die Ergebnisse aber nicht sehen dürfen. Ich verschaffe mir zunächst selbst einen Überblick über die Akte und sortiere gelegentlich vor, wenn Informationen nicht eindeutig oder zu belastend sind. Dann wird der gemeinsame Blick auf das Stammblatt oder alte Briefe zu einem bereichernden therapeutischen Moment.

Frau L. erzählte mir immer wieder von verschiedenen Halb- und Pflegegeschwistern, und ich beschloss, ein Genogramm zu erheben. Ich wollte das Familiensystem systematisch aufzeichnen, um ihren Erzählungen in Zukunft besser folgen zu können. Gleichzeitig verschaffte es der Klientin Klarheit, welche Rolle sie in diesem großen Familiensystem eigentlich einnahm. In diesem Fall prüften wir auch die Akten, da die Vollständigkeit wichtig erschien.

Menschen mit Lernschwierigkeiten haben nach wie vor häufig keine eigenen Kinder. Hier sind die Kinder der Geschwister oft sehr wichtig und sollten unbedingt miteingezeichnet werden. Vor allem Frauen identifizieren sich oft stark mit der Rolle der Tante.

3.1.2 Netzwerkkarte

Worum geht es?
Netzwerkkarten sind eine visuelle Darstellung einer Klientin in ihren familiären und sozialen Bezügen. Mit ihrer Hilfe kann man ergründen, welche Beziehungen vorhanden sind, welche davon die Klientin als unterstützend erlebt und welche als hemmend.

Wie?
Unabhängig davon, welche Variante der Aufzeichnung man wählt (siehe unten), sucht man nach Personen, die das Netz der Klientin bilden. Hierzu werden die Bereiche Familie, Verwandte, Freunde, Bekannte, (Schul-)Kollegen, Vereine und professionelle Helfer abgefragt. Durch die Vorgabe der Kategorien verhindert man, dass wichtige, aber nicht naheliegende Personen einfach vergessen werden (z. B. der wohlwollende Chef oder der Fußballtrainer), und erleichtert den Abruf der oft unbewussten Strukturen von sozialen Netzen. Sie können nach den Freunden in Arbeit oder Nachbarschaft fragen, wen die Klientin um Rat fragen würde, bei wem sie öfter zu Besuch ist oder wen sie im Notfall anrufen könnte etc. (vgl. Früchtel, Budde & Cyprian, 2007).

Bei der grafischen Darstellung steht die Klientin im Mittelpunkt. Je näher eine Person an den Mittelpunkt, also die Klientin, gezeichnet wird, desto näher steht sie ihr. In einem nächsten Schritt kann man durch Farben oder besondere Strichführung (gepunktet, gewellt etc.) die Art der Beziehung verdeutlichen.

Die Darstellung kann folgendermaßen aussehen (die Erhebung wird kognitiv anspruchsvoller):

Die Klientin wird in die Mitte gezeichnet, und man fragt sie, wer alles wichtig ist. Je wichtiger jemand ist, desto näher ist sein Platz bei der Klientin. In diesem Fall fragt die Beraterin die einzelnen Kategorien ab, ohne sie explizit zu nennen – ein hilfreiches Vorgehen bei Personen, die kognitiv nicht zur Kategorienbildung fähig sind (**s. Abbildung 5**).

Bei Pantucek-Eisenbacher (2009) findet sich eine Darstellung, in der vier Quadranten mit den Überschriften „Familie", „Freunde/Bekannte", „Schule/Beruf" und „professionelle Helfer" vorgegeben sind. Nähe und Distanz werden in Bezug auf die Klientin und zwischen Mitgliedern der einzelnen Bereiche berücksichtigt.

Diese Darstellung eignet sich gut, um zusätzlich mittels Farben zu kodieren, wer eine unterstützende und wer eine hemmende Funktion hat oder welche Figuren innerhalb des Netzes mit anderen verbunden sind (**s. Abbildung 6**).

Wann und wieso?

Netzwerkkarten stellen alle Menschen dar, die in den Systemen der Klientin eine Rolle spielen. Der Fokus liegt auf Unterstützungsmöglichkeiten und Ressourcen, die sich aus dem individuellen Netz ergeben.

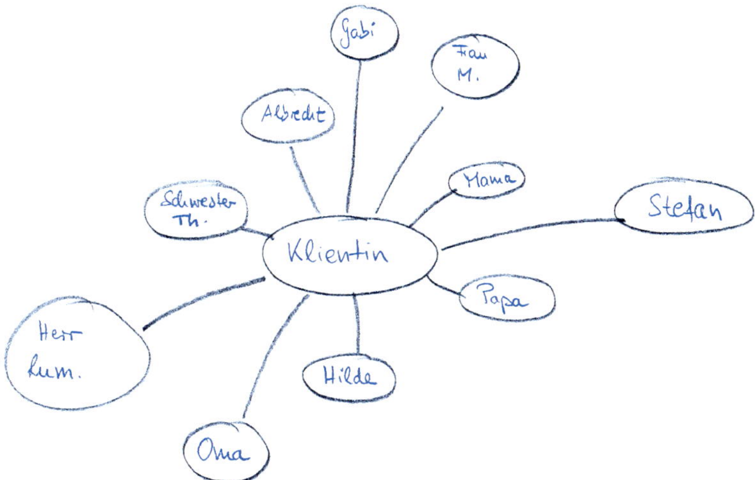

Abbildung 5: Einfaches Netzwerk ohne Kategorisierung der Personen.

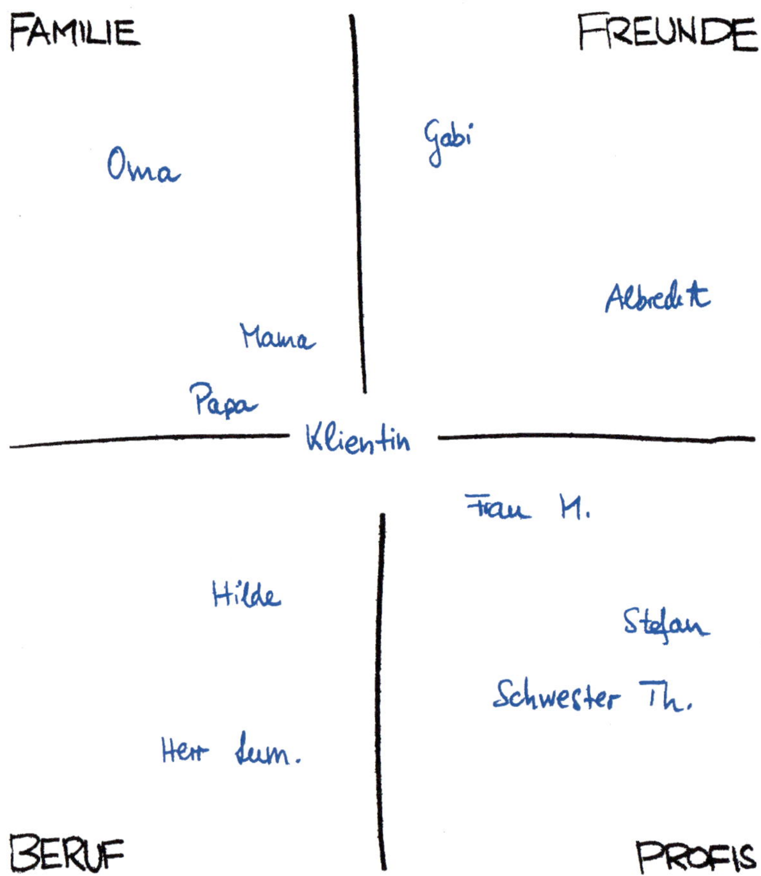

Abbildung 6: Netzwerk in Form einer Matrix mit Kategorisierung, nach Pantucek-Eisenbacher (2009).

Eine junge Frau aus einer größeren stationären Wohngruppe ist damit konfrontiert, dass ihre beste Freundin, die bis dato in der gleichen Gruppe wohnte, in eine andere Wohnform wechseln wird. Eine Netzwerkkarte ermöglichte den Blick darauf, dass die Freundschaft trotz Umzug weiterbestehen kann, da ihr durch die Karte klar wurde, dass ihre Freundschaft unabhängig vom Wohnort definiert ist. Außerdem wurde ihr bewusst, dass in ihrem nächsten Umfeld noch viele Menschen anzutreffen sind, die sie bei der Bewältigung des Verlustes unterstützen können.

Auch bei der Planung von Vorhaben können Netzwerkkarten einen wertvollen Hinweis darauf geben, von welcher Seite Unterstützung zu erwarten ist oder wen man noch gezielt um Hilfe bitten könnte.

Besonderheiten bei Lernschwierigkeiten

Grundsätzlich sind Netzwerkkarten aufgrund ihrer grafischen Aufbereitung sehr gut für die Arbeit mit Menschen mit Lernschwierigkeiten geeignet und zudem relativ leicht den kognitiven Fähigkeiten des Gegenübers anzupassen. Sollte beispielsweise die Abfrage in Kategorien nicht möglich sein, empfiehlt sich eine offene Sammlung in der Art der ersten Darstellung, bei der die Beraterin die einzelnen Bereiche in Leichter Sprache abfragt (→ Leichte Sprache, S. 45 ff.).

„Wer ist denn in Ihrer Wohngruppe wichtig für Sie? ... Und wer in Ihrer Arbeitsgruppe? ... Sie gehen doch manchmal zum Chor – gibt es da jemanden, den wir hier eintragen sollen? ... Und wie sieht es mit Ihren Betreuern aus? Wen möchten Sie da aufmalen? ...“

Schwierig ist manchmal die Frage nach Nähe und Distanz der genannten Personen. Umschreibungen wie „Wie wichtig ist Ihnen XY?“ sind griffiger. Sollte auch das nicht verstanden werden, lässt man die Nähe einfach außer Acht und konzentriert sich auf eine quantitative Erhebung. Wenn die Klientin nicht schreiben kann, schreibe ich für sie.

Ähnlich wie beim Genogramm hat die Klientin stets einen Wissensvorsprung, was die Methode zusätzlich im Bereich der Selbstwertbildung förderlich macht. Der Prozess, die Karte gemeinsam aufzumalen, gegebenenfalls bunt auszuschmücken und damit in ihrer Wertigkeit zu bestätigen, erzeugt oft eine hohe Befriedigung.

3.1.3 Skulpturarbeit

Worum geht es?

Die Skulpturarbeit ist eine sehr bekannte systemische Methode, bei der es darum geht, Beziehungen innerhalb eines Systems darzustellen. Anstatt darüber zu reden, wer wem wie nahesteht, werden die Beteiligten, wie bei einer von einem Künstler erschaffenen Figurengruppe, im Raum aufgestellt. In der Einzelberatung ersetzt man die Personen durch Symbole. Mit solchen Techniken, die neben der verbalen auch eine sicht- und spürbare Ebene aktivieren, gelingt es oft, innerhalb kürzester

Zeit etwas darzustellen, was sich mit Worten nur mühsam erfassen lässt.

Hintergrund

Obwohl oder vielleicht gerade weil diese Methode so typisch systemisch ist, scheint es schier unmöglich herauszufinden, wer sie eigentlich entwickelt hat. Am bekanntesten geworden ist sie wohl durch Virginia Satir, die mit ihren Patienten häufig mit Skulpturen in der Realdarstellung gearbeitet hat. Sie ging davon aus, dass es vier destruktive Kommunikationsarten gibt, die bei problematischen Interaktionen innerhalb eines Systems besonders häufig anzutreffen sind, und nannte diese „Beschwichtigen/Versöhnen", „Anklagen", „Rationalisieren" und „Ablenken". Da in einer Skulptur mit realen Personen die Beziehungsform gut darstellbar ist, kann man diese nachbilden und damit bewusst und veränderbar machen (siehe bspw. Satir & Baldwin, 1999; oder Satir, 2010).

Wie?

Ich beschreibe hier lediglich die Anwendung mit symbolischer Darstellung. Die Skulpturarbeit mit realen Personen ist in meinen Augen eine äußerst komplexe Methode, die man unbedingt bei erfahrenen Lehrtherapeuten lernen sollte.

Für jede an dem Thema beteiligte Person wird ein Symbol ausgewählt. Besonders gut eignen sich Holzfiguren, Plüschtiere, Gummibärchen oder Ähnliches (→ Material/Stofftiere, S. 65ff.). Wenn die Symbole dreidimensional sind (also keine Fotos oder Postkarten), wird die Darstellung plastischer und damit lebendiger. Die Figuren werden im Raum oder auf dem Tisch so aufgestellt, dass sie die Beziehungen im System für die Klientin möglichst passend abbilden (**s. Abbildung** 7). Den Aufbau übernimmt stets die Klientin. Folgende Dimensionen werden einbezogen: Nähe – Distanz (wie nahe stehen Figuren beieinander), Blickrichtung (wer schaut sich an, wer schaut weg), Macht im System (Größe der Figuren oder Podeste, auf denen die Figuren stehen können). Außer den beteiligten Personen lassen sich auch abstrakte Einheiten wie *die Arbeitsstelle* oder *die Behinderung* als Symbol hinzunehmen.

Arbeitet man im Raum und die Klientin stellt sich nacheinander auf die Plätze zu den einzelnen Symbolen, kann sie sich durch die Bewegung

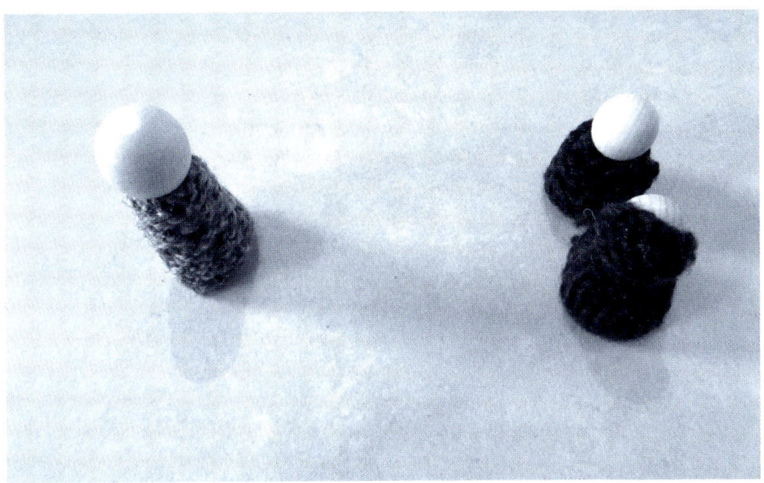

Abbildung 7: So könnte eine Skulptur aussehen, bei der zwei Personen eine dritte Person ausschließen (Nähe der Darstellung, Blickrichtungen) oder sich eine Person von zwei anderen ausgeschlossen fühlt.

in die verschiedenen Positionen besser einfühlen. Bei einer Darstellung auf dem Tisch gelingt dies kaum. Die intensive, meist emotionsaktivierende Wirkung, wie sie sich in der Arbeit mit Realpersonen entfaltet, entsteht in keinem der beiden Fälle.

Je nach Fragestellung wird der Ist- oder der Wunsch-Zustand dargestellt, wobei Letzterer ein Lösungsbild vorgibt. Anschließend können Sie mit der Klientin erarbeiten, welche ersten Schritte sie tun kann, um sich ihrer Vorstellung anzunähern.

Wann und wieso?

Die Methode bietet sich immer dann an, wenn es sinnvoll erscheint, das System in den Blick zu nehmen, um daraus neue Ein- oder Aussichten für die Klientin zu schaffen.

Beziehungen in einer Skulptur darzustellen, anstatt darüber zu sprechen, ähnelt dem Unterschied, ob man jemandem, der nach dem Weg fragt, eine Skizze der näheren Umgebung anfertigt oder ihm den Weg beschreibt. In der Regel ist die Skizze anschaulicher und leichter zu begreifen. Dies ergibt sich aus der Fähigkeit unseres Gehirns, analog wahrzunehmen und Beziehungen zu verarbeiten. (vgl. hierzu Schlippe & Schweitzer, 1998; oder Theuretzbacher & Nemetschek, 2011).

Die Skulpturarbeit erlaubt einem darüber hinaus, auszuprobieren, was notwendig ist, um vom Ist-Zustand zum Wunsch-Zustand zu gelangen, oder wie sich kleine Veränderungen auf das gesamte System auswirken. Sie oder die Klientin müssen nur Positionen verschieben und können sofort Hypothesen aufstellen, was dies im System bewirkt.

Frau T. befand sich gerade in der Ablösung vom Elternhaus, ihre Eltern waren schon lange getrennt. In der Sitzung war ein Streit mit ihrer Mutter das Thema. In der Skulpturarbeit, für die Frau T. verschiedenfarbige Badeenten wählte, zeigte sich recht schnell, dass sie abwechselnd sehr nahe bei der Mutter und sehr nahe beim Vater stand. Ihr wurde daraufhin klar, dass sie, anstatt sich abzulösen, zwischen den beiden hin- und herpendelte. Mit dieser Erkenntnis entwickelte sie für sich das Lösungsbild, etwas mehr Abstand zwischen sich und beide Elternteile zu bringen und stattdessen ihren Freund ins System und näher zu sich zu holen (ganz alleine zu stehen, erschien ihr doch noch etwas zu unsicher).

Besonderheiten bei Lernschwierigkeiten

Wenn man einer Klientin zum ersten Mal die Arbeit mit einer Skulptur vorschlägt, trifft man gelegentlich zunächst auf Erstaunen und Skepsis. Erklären Sie die Vorgehensweise in leichter Sprache. Am besten, man verdeutlicht das Vorgehen an ein paar Beispielen und schiebt selbst Figuren umher, ehe man sich dem eigentlichen Thema zuwendet. Dann weicht die Skepsis meist schnell der Neugierde.

Bei der Suche nach den zum Thema gehörenden Personen sind eventuell ein paar Anregungen notwendig. Ich formuliere diese als Frage, idealerweise offen: *„Fehlt noch wer?“* oder *„Wer gehört noch zur Familie?“*. Benötigt die Klientin mehr Struktur, stelle ich Antwortalternativen zur Wahl: *„Und Ihr Bruder? Gehört der auch irgendwie dazu – oder brauchen wir den nicht?“*

3.1.4 Der gestalterische Umgang mit dem inneren System

Worum geht es?

Wer bin ich und wenn ja wie viele? – die meisten werden zumindest den Titel des Bestsellers von David Precht (2007) kennen, und vielleicht haben Sie sich diese Frage ja auch schon öfter gestellt. Bei Prechts Publikation handelt sich um ein philosophisches und nicht um ein therapeutisches Buch, aber es drückt verkürzt in diesem einen Satz aus, was in verschiedenen Therapierichtungen inzwischen Einzug gehalten hat: die Idee, dass es in einem Menschen verschiedene Anteile seiner selbst gibt, die je nach Situation mehr oder weniger stark hervortreten und das Erleben, die Gefühle und das Verhalten steuern.

So kann mein bedenkentragender Anteil verhindern, dass ich mich auf eine Stelle bewerbe, oder mein verletztes inneres Kind kann dazu führen, dass eine berechtigte Kritik meines Chefs mich in unverhältnismäßige Selbstzweifel stürzt.

Diese Intervention zielt durch ihre gestalterischen Mittel darauf ab, die inneren Anteile herauszuarbeiten und in die Gesamtpersönlichkeit einzubetten.[17] Egal, ob seine Bewertung positiv oder negativ ist, nie geht es darum, einen Anteil loszuwerden! Jeder Anteil entwickelt sich zu einem bestimmten Zeitpunkt im Leben, zu dem er für die Klientin hilfreich oder lebensnotwendig war. Es kann jedoch sein, dass er später nicht mehr angemessen ist oder andere Anteile bei der Entwicklung stört. Es geht entsprechend darum, die Existenz eines Anteils zu erkennen, seine Aufgabe zu würdigen und anschließend einen Weg zu finden, ihm in der erwachsenen Persönlichkeit einen passenden Platz zuzuweisen.

Hintergrund

Zwei Ansätze sind in Beratung und Therapie besonders bekannt. Das ist zum einen der Ansatz von Schulz von Thun, der die Metapher vom „Inneren Team" geprägt hat (Schulz von Thun, 2000) und sich damit auf unterschiedliche Stimmen bezieht, die sich in uns zu einem Thema zu Wort melden können. Er vergleicht diese Stimmen mit einem Team im Arbeitskontext, in dem jeder seine Rolle hat und effektives Arbeiten nur möglich ist, wenn sich ein konstruktives Team bildet. „Teamchef" ist das Erwachsenen-Ich einer Person, dessen Aufgabe es ist, die einzelnen Teile anzuhören und zur Mitarbeit zu ermuntern. Schulz von Thun stellt die Frage, was die einzelnen Teammitglieder zu sagen haben und wie

17 Im Unterschied zu der Methode „Das innere Team anhören", bei der man sich darauf fokussiert, was die Anteile sagen würden, geht es hier darum, ihnen eine Gestalt zu verleihen.

sie sich ursprünglich entwickelten. Ziel einer Beratung ist es, die Teammitglieder sozusagen ins Gespräch zu bringen, sodass der Mensch weniger innere Zerrissenheit spürt. Das bedeutet, der Klient wird sich bewusst, welche Stimmen da in ihm zu Tage treten und einen Einfluss auf sein Verhalten haben, und er entwickelt Möglichkeiten, die inneren Anteile zu nutzen.

Im Rahmen der traumatherapeutischen Arbeit mit Anteilen ist insbesondere der Ego-State-Ansatz bekannt geworden. Von Watkins und Watkins in den 1980er-Jahren entwickelt, wurde er in Deutschland vor allem von Jochen Peichl und Kai Fritzsche weiterverfolgt und verbreitet (Fritzsche & Hartman, 2014; siehe auch Watkins & Watkins, 2012; Peichl, 2007). Auch hier wird die Existenz innerer Anteile als vollständige Einheiten angenommen, die sich zur Gesamtpersönlichkeit eines Menschen verbinden. Der Schwerpunkt liegt in diesem Ansatz auf der Frage, welche Anteile bei Traumatisierung entstehen und wie sich diese auf einen Menschen auswirken. Die Autoren postulieren, dass Anteile, die stark mit dem Trauma verbunden sind, häufig dissoziiert existieren, also abgespalten vom Rest der Persönlichkeit. Sie sind somit der Klientin nicht bekannt und auch nicht von ihr kontrollierbar. Diese traumabedingten Anteile übernehmen in bestimmten Situationen jedoch die Kontrolle über das Verhalten, und es kommt beispielsweise zu Selbstverletzungen oder anderen impulsiven Handlungen. Auch hier ist das Ziel, die einzelnen Anteile kennenzulernen und zu integrieren, wobei das Mittel der Wahl ein hypnotherapeutisches Vorgehen ist. Es wird also in einer leichten Trance gearbeitet, um das Unterbewusste zu aktivieren.

Prinzip beider Ansätze ist, „durch Symbolisierungsprozesse innere Bilder, Vorstellungen, Impulse und Erfahrungen zu einer konkreten Gestalt werden zu lassen und so innerseelische Zustände zu prozessieren“ (Scherwarth & Friedrich, 2012, S. 128).

Wie?

Wenn man die Idee der verschiedenen Selbstanteile für sich akzeptiert, ergeben sich in Beratungs- oder Therapiegesprächen häufig Momente, in denen man das Gefühl hat, einen bestimmten Anteil einer Klientin vor sich zu haben oder darüber berichtet zu bekommen. So einen Moment kann man nutzen, um diesen Anteil in die weitere Arbeit einzubauen. Um den Symbolisierungsprozess zu unterstützen, ist es hilfreich, dies auf kreative Art und Weise zu tun, zum Beispiel durch Zeichnen oder Basteln. Am klarsten wird das Vorgehen vielleicht an zwei Beispielen:

Fallbeispiel 1: Frau R. beklagt sich häufig über starke Wutausbrüche, bei denen sie Betreuer beschimpft und nach denen sie sich – wenn die Wut verraucht ist – in der Regel sehr schlecht fühlt. Sie beschreibt sich dann selbst wie von einem Teufel geritten. Eines Tages forderte ich sie auf, diese Wut auf ein Blatt Papier zu zeichnen. Anschließend bat ich sie darum zu überlegen, wie man diese Wut denn nun im Zaum halten könnte, und dies ebenfalls zu Papier zu bringen. Sie malte einen Regenbogen als Schutzschild, einen Schutzengel und diverse andere Anteile dazu und stellte anschließend fest, dass sie sich deutlich sicherer und ihrer Wut nicht mehr so ausgeliefert fühlte. Wir griffen diese Idee im Lauf der Therapie immer wieder auf, und die Größe der Wutzeichnung und ihrer Gegenspieler spiegelte den Gemütszustand von Frau R. hervorragend wider. Entsprechend der Annahme, dass jeder Anteil auch eine wichtige Funktion hat, gelang es, auch diesen Aspekt zu bearbeiten und zu überlegen, was die Wut denn braucht, um zufrieden zu sein: „Die braucht es warm, ich male ihr ein Feuer rundrum." Im Laufe der Zeit tauchten neben der Wut auch andere Gefühle auf, die sie ebenfalls zeichnerisch darstellte.

Fallbeispiel 2: In den Gesprächen mit Frau L. hatte ich immer wieder den Eindruck, mit einem kleinen Kind zu sprechen, das umsorgt werden wollte und nicht bereit war, Verantwortung für sich selbst zu übernehmen. Irgendwann fragte ich sie, wie alt sie denn eigentlich sei, wenn sie sich so verhalte. Es stellte sich heraus, dass sie eine sehr klare Vorstellung davon hatte, wie alt ihr inneres Kind in bestimmten Situationen war, und dass es verschiedene Altersstrukturen gab, mit unterschiedlichen Stärken, Schwächen und Bedürfnissen. Ich druckte daraufhin einen ganzen Stapel von Zeichnungen aus, die weibliche Körperumrisse vom Baby über kleine Kinder, jugendliche Mädchen bis hin zur erwachsenen Frau darstellten. In den Sitzungen ließ ich Frau L. nun häufig den zum geschilderten Problem altersmäßig passenden Umriss heraussuchen und Kleidung und Requisiten dazu malen. Dieses Vorgehen machte ihr nicht nur großen Spaß, sondern führte auch dazu, dass sie sich besser kennenlernte und anfing, eine Identität zu entwickeln, die diese Anteile umfasste.

Wann und wieso?

Wie Fritzsche (Fritzsche & Hartman, 2014) nutze auch ich diese Methode vor allem bei Klientinnen, deren innere Anteile deutlich hervortreten, aber nicht in eine übergreifende Identität integriert sind; anders ausgedrückt, immer dann, wenn ein Anteil manchmal die Kontrolle übernimmt und wie losgelöst neben anderen steht. Durch das Zeichnen ergibt sich die Möglichkeit, diese Anteile zu symbolisieren, kennenzulernen und allmählich idealerweise zu integrieren oder wenigstens anzuerkennen.

Voraussetzung ist natürlich, dass die Klientin auf der kreativen Ebene ansprechbar ist, so dass die Aufforderung, etwas zu zeichnen, nicht sofort vehementen Widerspruch und/oder Überforderungsgefühle auslöst.

Besonderheiten bei Lernschwierigkeiten

In der Arbeit mit Menschen mit Lernschwierigkeiten würde ich nicht weiter gehen, als die inneren Anteile zu benennen und symbolisch darzustellen. Anteilearbeit in Trance (vgl. Fritzsche & Hartman, 2014), wie sie in der Ego-State-Therapie mit hypnotherapeutischen Mitteln erfolgt, halte ich in der Arbeit mit dieser Klientel für ungeeignet, da eine bestimmte Ausprägung des Erwachsenen-Ichs entwickelt sein muss, das alle Anteile zusammenfügen kann. Tatsächlich sehe ich hier die Gefahr, dass etwas ausgelöst wird, was anschließend nicht mehr zusammengefügt werden kann. Auch Scherwarth und Friedrich bewerten die Hypnotherapie aufgrund ihrer Komplexität bei kognitiven Einschränkungen als ungeeignet (Scherwarth & Friedrich, 2012). Beim Benennen von inneren Anteilen und deren symbolischer Darstellung, wie oben beschrieben, bleibt das Bewusstsein präsenter, so dass die Klientin besser in der Realität verankert bleibt. Die Auseinandersetzung mit den eigenen, auch destruktiven, Anteilen wird dennoch ermöglicht.

3.2 Denk mal anders – neue Blickwinkel ermöglichen

Zum Kern systemischer Interventionen gehört es, den Blickwinkel der Klienten zu verändern. Die hier versammelten Interventionen bieten dies auf elegante Art und Weise an: Die **zirkulären Fragen** ermöglichen den Perspektivwechsel auf vermutete Meinungen an- oder abwesender Dritter, **Reframing** deutet den Kontext einer Handlung oder Wahrnehmung um, und die **Skalierung** vermittelt unter anderem, dass es nicht nur Schwarz und Weiß, sondern eine Vielzahl von Grautönen dazwischen gibt.

3.2.1 Zirkuläre Fragen

Worum geht es?

Ein zentraler systemischer Grundsatz lautet: Verhalten und Emotionen sind als Beziehungs- und Interaktionsangebot innerhalb des Systems zu verstehen (→ Zirkuläres Denken, S. 41ff.). Aus der Frage „Wieso verstummst du im Streit mit deinem Freund?" wird dann die Frage „Wie verhält sich dein Freund, wenn du mitten im Streit verstummst?". Zirkuläre Fragen ergründen diese Interaktionen und stellen die aktuelle Realitätskonstruktion der Klienten sanft in Frage. Oft ergeben sich daraus Antworten, die für die Klienten neu oder überraschend sind und dazu beitragen, die Wirklichkeit neu wahrzunehmen.

Wie?

Zirkuläre Fragen beziehen grundsätzlich Dritte mit ein, da ja Informationen über Interaktionen gewonnen werden sollen. Eine Person wird also über das Verhalten oder die Stimmung eines anderen befragt – eine Art zu fragen, die man im üblichen gesellschaftlichen Kontext als höchst unhöflich erleben würde. Diese dritten Personen können anwesend sein oder nicht. Wenn sie anwesend sind, wird das Gespräch sozusagen ein „Tratschen" über Anwesende, wie aus dem folgenden Beispiel ersichtlich wird:

Eine Mutter und ihre Tochter nahmen Termine bei mir wahr, weil die Mutter über das erhöhte Gewicht ihrer Tochter in Sorge war. Zur Auftragsklärung fragte ich die Tochter: „Was glauben Sie, wie Ihre Mutter ihr Gewicht findet? Und wann wäre Sie zufrieden mit Ihnen?"

In der Einzelberatung sind die relevanten anderen Mitglieder eines Systems naturgemäß nicht anwesend. Durch zirkuläre Fragen kann man deren Perspektive trotzdem mit einbeziehen: *„Was würde Ihre Mutter sagen, wenn sie jetzt hier sitzen würde?"* Oder auch, mehr auf der Verhaltensebene: *„Was müssten Sie tun, damit Ihre Mutter Ihnen erlaubt, öfter nach Hause zu kommen?"* Die Frage nach abwesenden Dritten kann man noch sinnenfälliger gestalten, indem man einen leeren Stuhl in die Runde stellt, darauf deutet und beispielsweise fragt: *„Angenommen, dein Vater säße jetzt hier, was würde der wohl sagen?"*

Zirkuläre Fragen verdeutlichen, dass die Hypothesen, die wir über das Verhalten der anderen haben, eine Rolle für unser Verhalten und unser Erleben spielen. Wir bringen die befragte Person dazu, eine andere Perspektive als gewöhnlich einzunehmen, und nicht selten ergeben sich daraus überraschende Einsichten.[18]

Wann und wieso?

In der systemischen Einzeltherapie vergeht kaum eine Stunde, in der keine zirkulären Fragen gestellt werden, denn sie erlauben,

- die Sicht auf die Interaktionen des Systems zu lenken,
- Abwesende miteinzubeziehen,
- bei mehreren Anwesenden die unterschiedlichen Sichtweisen auf dasselbe Thema herauszuarbeiten und
- zu neuen Denkanstößen zu verhelfen.

Besonderheiten bei Lernschwierigkeiten

Um gedanklich die Perspektive wechseln zu können, ist das kognitive Entwicklungsalter eines Fünf- bis Sechsjährigen notwendig. Zusätzlich müssen Sie das passende Sprach- und Abstraktionsniveau wählen, um bereichernde Antworten zu Tage zu fördern. Auch mir passiert es immer wieder, dass mich Klientinnen nach der Frage zunächst irritiert anblicken. Ich versuche dann, die zunächst möglichst offen formulierte Frage Stück für Stück herunterzubrechen, bis schließlich eine Antwort möglich ist:

---

18 Ein Buch, das sich den zirkulären Fragen ausführlich anhand von Therapieberichten widmet, legten 2009 Simon und Rech-Simon vor.

„Wenn Sie bei Tisch mit Ihrem Handy spielen, was tut Ihre Mutter dann?“ – Keine Antwort. – „Findet die das eher doof oder eher gut“ – „Eher doof.“ „Was genau findet sie daran denn doof?“ – „Dass ich dann nichts mehr rede.“ „Aha, möchte sich Ihre Mutter beim Essen gerne mit Ihnen unterhalten?“ – „Ja eigentlich schon.“ „Und was macht sie dann, wenn sie sich nicht mit Ihnen unterhalten kann?“ ...

Hilfreich ist es auch, möglichst konkret die Person zu benennen, um die es geht:

Eine Klientin ohne Lernschwierigkeiten würde ich bei der Suche nach einer positiven Eigenschaft vielleicht fragen: „Was würde Ihnen eine wohlgesonnene Person aus Ihrem Bekanntenkreis noch für eine positive Eigenschaft zuschreiben?“ Bei einer Klientin mit Lernschwierigkeiten (hier Frau X.) ginge ich eher folgendermaßen vor: „Sie haben ja bestimmt einen Mitbewohner, mit dem Sie sich besonders gut verstehen. Wer ist das denn?“ – „Gerhard.“ – „Okay. Der Gerhard findet Sie gut. Wenn ich den Gerhard jetzt frage: Was kann denn die Frau X. besonders gut?, was sagt er dann?“

Als besonders ergiebig erlebe ich zirkuläre Fragen bei jeglicher Form von Ressourcenarbeit. Wenn ich mit einer Klientin nach ihren Ressourcen in Arbeit und Freizeit suche und wir ins Stocken geraten, werden meist sofort neue Quellen angezapft, wenn ich frage: *„Und was meint Ihr Gruppenleiter, was Sie in der Arbeit besonders gut können?“*

Mit der erwähnten Variante des leeren Stuhls dagegen habe ich bisher keine guten Erfahrungen gesammelt, sondern eher verständnislose Blicke geerntet.

3.2.2 Reframing (Umdeutung)

Worum geht es?

In konstruktivistischer Weltsicht kann ein Verhalten nie ohne seinen Kontext betrachtet werden (→ Konstruktivismus, S. 30 ff.):

Martin, der im immer gleichen gemütlichen Tempo seine Dinge erledigt und sich auch dann nicht eilt, wenn in der Firma enormer Projektstress besteht, macht seine Kollegen bei der Arbeit vielleicht manchmal wahnsinnig. Auf einer Bergtour ist er Gold wert, weil er das gleichmäßige und nicht überschnelle Tempo gewährleistet, mit dem alle gesund und entspannt auf den Gipfel und wieder hinunterkommen.

Die Idee des Reframings besteht darin, den Bezugsrahmen (frame) so zu verändern, dass die Klientin und/oder ihr Bezugssystem das als problematisch erlebte Verhalten als einen Lösungsversuch in der bestehenden Situation wahrnehmen können.

Wie?

Überlegen Sie sich, unter welchen Bedingungen das beschriebene Verhalten sinnvoll ist oder wie man das Verhalten von außen anders interpretieren kann, und bieten Sie die Erklärung Ihrer Klientin an. So verwandelt sich „zwanghaft“ in „genau“ oder „rechthaberisch“ in „Sie kämpfen für Ihre Überzeugung“.

Frau L., die immer wieder unter massiven Spannungszuständen und selbstverletzendem Verhalten litt und eigentlich gar nicht bei mir in Therapie war, bat um ein Krisengespräch, weil es ihr am letzten Wochenende so schlecht gegangen sei. Sie erzählte vom Streit mit ihrem Freund und berichtete aufgebracht, dass sie sich deshalb „fast geritzt hätte“. Aus der Umdeutung „Oh, aber Sie haben sich nicht geritzt! Das heißt, Sie haben große Kraft gehabt, dass Sie die Situation auch anders bewältigen konnten. Wie haben Sie das geschafft?“ wurde eine anrührende Ressourcenarbeit über all die Dinge, die ihr derzeit Kraft geben und die sie in der Vergangenheit bereits gelernt hat, um mit Spannungszuständen umzugehen.

Frau L. wollte mir mit ihrer Aussage, sich fast geritzt zu haben, deutlich machen, wie schlimm die Situation für sie war. Ich wiederum legte den Schwerpunkt auf fast und vollzog so ein wirkungsvolles Reframing, so dass die Stärken von Frau L. herausgearbeitet werden konnten.

Wann und wieso?

Die Methode lohnt sich, wenn ein Problemverhalten wie unverrückbar im Raum steht. Mit einem gelungenen Reframing wird an dieser Unverrückbarkeit gerüttelt und, wenn man Glück hat, mit einem regelrechten Aha-Effekt eine neue Perspektive eingeführt. Es gibt keine Methode, die so wirkungsvoll ein Problemverhalten als Lösungsversuch wertschätzt und damit viele Klienten enorm entlastet.

Besonderheiten bei Lernschwierigkeiten

Die Welt um Menschen mit Lernschwierigkeiten verhält sich aus vielfachen Gründen tendenziell eher defizitorientiert. Hier kann ein gutes Reframing, das die Sinnhaftigkeit von Verhalten und die Stärken der Klientin in den Fokus nimmt, wie Balsam für die Seele wirken.

Einschränkung: Bei einem Reframing nachzufragen, was das Gegenüber verstanden hat, würde die ganze Wirkung kaputtmachen. Reframing lebt ja gerade davon, dass man es wie ein Samenkorn setzt und dann unabhängig von der Beratungssitzung wachsen lässt. Bei Menschen mit Lernschwierigkeiten darf es also nicht zu komplex, sondern muss im Gegenteil kurz und prägnant und möglichst konkret auf den Alltag ausgerichtet sein.

Hintergrund

Auch das Reframing gehört zu den genuin systemischen Methoden. Arist von Schlippe und Jochen Schweitzer bezeichnen es sogar als „vielleicht die wichtigste systemische Intervention überhaupt" (Schlippe & Schweitzer, 1998, S. 177). Das Reframing bzw. Framing entstammt ursprünglich der Linguistik und bezeichnet die Kontextabhängigkeit von Sprache. Sowohl Watzlawik als auch Bateson wiesen wiederholt auf dieses Konzept hin und nutzten die Umdeutung des Kontextes so, dass das gezeigte Verhalten in einem völlig neuen Licht erscheint (Wenninger, 2001). Die systemische Theorie geht davon aus, dass ein System immer auf den Interaktionen seiner Mitglieder beruht; eine Neuinterpretation von Verhalten oder Interaktionen muss demzufolge zwangsläufig eine Veränderung im System herbeiführen (Schlippe & Schweitzer, 1998).

3.2.3 Skalierung

Worum geht es?

In der Beratung haben wir es in der Regel mit subjektiv empfundenen Gegebenheiten zu tun. Beispielsweise ist die Aussage „Ich habe Schmerzen" zunächst wenig greifbar. Wie viel Schmerzen hat die Klientin genau? Und wie oft? Starke Schmerzen, schwache Schmerzen, gelegentlich, täglich, ...? Eine Skala, die meist einen Bereich von 1 bis 10 umfasst, schafft einen Bezugsrahmen, in dem sich Klientin und Beraterin über Ausprägung und Veränderungsmöglichkeiten des Problems austauschen können. Man versucht sozusagen, einen subjektiv empfundenen Zustand zu objektivieren. Eine Skalierung zeigt außerdem, dass ein diffuses Gefühl „messbar" ist und dass es nicht nur Schwarz oder Weiß, Ja oder Nein, sondern eine Vielzahl von Zwischenstufen gibt. Sie impliziert damit, dass Veränderungen möglich sind und man einem Zustand nicht hilflos ausgeliefert ist. Eine Klientin, die unter wiederkehrenden Kopfschmerzen leidet, fragte ich dementsprechend:

„Nehmen wir eine Skala an, die von 1 bis 10 geht. ‚1' bedeutet, Sie haben gar keine Kopfschmerzen. ‚10' bedeutet, Sie haben so starke Kopfschmerzen, wie Sie es überhaupt jemals hatten. Wie stark waren die Kopfschmerzen in der letzten Woche?" Die Klientin antwortete darauf mit „5".

Auch wenn ich als Beraterin in diesem Moment nicht genau weiß, was eine 5 an Schmerzen bedeutet, wird Folgendes deutlich: 4 würde weniger Schmerzen bedeuten, 6 dagegen mehr, und die Klientin tut bereits einiges, um die Schmerzen auf 5 zu halten – lauter Hinweise, die es erlauben, mit der Klientin in eine weiterführende Arbeit einzusteigen.

Hintergrund

Die Arbeit mit Skalierungen ist unter anderem essenzieller Bestandteil der lösungsfokussierten Kurzzeittherapie, wie sie von Steve de Shazer entwickelt wurde. Er und sein Team pflegten eine Skala nach der Wunderfrage einzubauen (→ Wunderfrage, S. 104 ff.) und eruierten anschließend sehr detailliert auf der Verhaltensebene, was eine Veränderung auf der Skala in Richtung Lösung bedeuten würde. De Shazer und Dolan selbst drückten es folgendermaßen aus: „Der größte Nutzen der Wunderskala – und auch anderer Skalen – besteht nämlich darin, eine Möglichkeit zum Dialog über Unterschiede zu schaffen" (De Shazer & Dolan, 2015, S. 102).

Wie?

Die Klientin wird gebeten, bezogen auf das Problem oder die Lösung ihren aktuellen Zustand auf einer vorgegebenen Skala einzuschätzen. Üblicherweise nutzt man eine Skala von 1 bis 10 und formuliert die Anweisung wie folgt:

- Problembezogen: „Stellen Sie sich vor, wir haben eine Skala von 1 bis 10. ‚1' heißt: Das Problem ist so klein, dass es kaum noch vorhanden ist. Auf der 10 ist es so groß oder schlimm, wie Sie es sich nur vorstellen können. Wo würden Sie sich im Moment einordnen?"
- Oder lösungsbezogen: „Stellen Sie sich vor, wir haben eine Skala von 1 bis 10. ‚1' heißt: Schlechter bzw. schlimmer geht nicht mehr. ‚10' ist so gut, wie Sie es sich nur vorstellen können. Wo würden Sie sich im Moment einordnen?"

Sie können eine Skala problem- oder lösungsbezogen verwenden. Im problembezogenen Fall entspricht „10" der stärksten Ausprägung des Problems, im lösungsbezogenen Fall der stärksten Ausprägung des Ziels. „10" ist in einem Fall also negativ, im anderen Fall positiv besetzt. Ich benutze problembezogene Skalen häufig bei Schmerzen oder zur Einschätzung der Anspannung. Wenn Veränderungen angestrebt werden, ist eine lösungsbezogene Skala vorzuziehen, weil es immer angenehmer ist, sich auf der Skala nach oben hin vorzuarbeiten als nach unten (Letzteres vermittelt eher Rück- als Fortschritte).

Weiterführend lässt sich mittels einer Skalierung über alle Varianten von Unterschieden sprechen. Je nachdem, in welchen Fragekontext Sie die Skala einbauen, werden ganz unterschiedliche Denkweisen aktiviert:

- Handlungsaktivierend: „Wenn Ihre Spannung auf 9 steht, was können Sie dann tun, um sich zu beruhigen?"
- Lösungsaktivierend: „Was wäre der erste Schritt, damit Sie von 6 auf 7 kommen?"
- Veränderungsaktivierend: „Wenn Sie bei 10 angekommen sind, wie wäre Ihr Leben dann?" „Mit welcher Zahl könnten Sie gut leben – vielleicht nicht perfekt, aber aushaltbar?"
- Zirkulär: „Wie stark muss dein Bauchweh sein, damit deine Mutter dich von der Schule zuhause bleiben lässt?"

Wann und wieso?
Ich benutze Skalen sehr häufig und in erster Linie, um den oben beschriebenen Bezugsrahmen zu schaffen, in dem die Klientin und ich uns bewegen können. In diesem Fall würde ich von einer aktivierenden Diagnose sprechen: Wie sieht der Zustand denn eigentlich genau aus?

Besonderheiten bei Lernschwierigkeiten
Das Beste an der Methode: Sie funktioniert ohne Einschränkung. Ich habe noch nie eine Klientin erlebt, die mit einer Skala nichts anfangen konnte. Meine Aufgabe besteht lediglich darin, den Abstufungsgrad der Skala den kognitiven Fähigkeiten des Gegenübers anzupassen und ein griffiges Bild zu entwerfen, in dem sich die Klientin bewegen kann. Gelegentlich erweist sich die Abstufung von 1 bis 10 als zu differenziert; dann lässt sich die Skala beliebig verkleinern.

Die Arbeit mit einer Skala auf einem rein verbalen Niveau zu halten, ist zu wenig greifbar. Mit einer schnell skizzierten Linie wie in **Abbildung 8** können die meisten Klienten jedoch bereits etwas anfangen.

Ansonsten gilt einmal mehr: Machen Sie es vorstellbar! Schulnoten kennt jeder und weiß, dass eine 1 sehr gut und eine 6 sehr schlecht ist. Ein Thermometer steigt bei Fieber; unten fühlt man sich also gut, oben schlecht oder explosiv. Eine Sonne, die sich über mehrere Schritte immer mehr bewölkt, im „schlechteren" Drittel zu Regen und am Ende sogar zu Gewitter wechselt, spricht ebenfalls für sich. Wenn die Klientin den Zahlenraum bis 10 nicht erfassen kann, benutze ich eine Ampel, was einer 3-stufigen Skala entspricht. Das Wort „Skala" verwende ich dann gar nicht und lasse die Einschätzung mittels einer Wäscheklammer auf einer Ampel anzeigen, die aus farbigem Papier gebastelt ist.

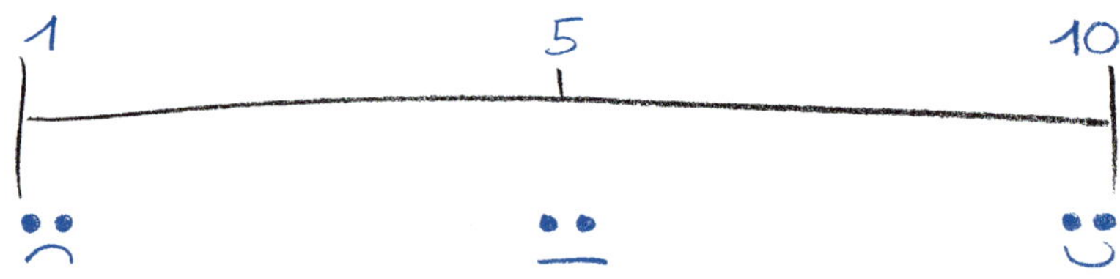

Abbildung 8: Eine Skala von 1 bis 10.

Wichtig ist nur: Es gibt kein Ja oder Nein, Schwarz oder Weiß – also keine kategoriale Einteilung, sondern ein Kontinuum mit mehreren (mindestens drei!) Abstufungen.

Hilfreich sind Skalierungen auch zur Einschätzung der psychischen Anspannung. Auf diese Weise werden Klientinnen in ihrer Selbstbeobachtungsfähigkeit geschult. So genutzt eignet sich die Methode auch hervorragend zum Transfer in den Alltag:

Wenn eine in einer Wohngruppe lebende Klientin beispielsweise unter wiederkehrenden Spannungszuständen leidet, erhalten sie und ihr Umfeld mit der Skala eine Möglichkeit, sich darüber zu verständigen, wie hoch die Spannung gerade ist. Liegt sie bei 10, wissen alle Beteiligten, dass die Klientin kurz vor der Explosion steht und Abstand braucht, während sie bei 6 zwar angespannt ist, aber noch den Tisch decken kann.

3.3 Auf der Suche nach dem Guten – systemische Fragen zur Ressourcenaktivierung

Die Fähigkeit, das Problem zu lösen, steckt bereits im Klienten (→ Ressourcen und Lösungen, S. 36 ff.) – ein recht befreiender Gedanke, wenn man ihn einmal konsequent zu Ende denkt: Wir als Berater müssen quasi nur noch Wegbereiter zu den inneren Stärken des Klienten sein, damit er wieder handlungsfähig wird. Im Fall einer Beratung oder Therapie ist der Zugriff auf die eigenen Fähigkeiten meist verschüttet, und es bedarf fremder (also Ihrer) Anregungen, um den Weg dorthin wieder freizulegen. Es folgt ein ganzes Kapitel mit unterschiedlichen Möglichkeiten, wie Sie Ressourcen freilegen können.

3.3.1 Ressourcenfragen

Worum geht es?
Sie machen sich mit der Klientin auf die Suche nach dem, was die Klientin bereits kann oder konnte, worauf sie stolz ist, was sie gut macht, was sie nutzen möchte. Die Fragen sind direkt und einfach, und notfalls bleiben Sie so lange hartnäckig, bis eine Stärke gefunden ist, die auch die Klientin akzeptiert.

Wie?
Wie so oft in der systemischen Beratung sind die Fragen bereits die Intervention. Sie selbst machen keine Vorschläge, welche Ressourcen die Klientin haben könnte, sondern ermöglichen durch Ihre Fragen, dass sich die Klientin auf einen Suchprozess macht, in dessen Rahmen sie ihre eigenen Antworten findet. Selbstverständlich können Sie auf Situationen hinweisen, in denen Sie die Klientin als kompetent erlebt haben. Die Klientin aber entscheidet, ob sie diese Anmerkungen auch als ihre Stärken akzeptiert oder nicht (→ Expertentum, S. 33).

Grundsätzlich ist jede Form der Frage möglich. Ich möchte daher nur einige Beispiele nennen, um eine Idee davon zu vermitteln, in welche Richtungen Sie denken können. Eine Auflistung von systemischen Fragen, unterteilt in verschiedene Anlässe, findet sich zum Beispiel in dem systemischen Lehrbuch von Schlippe und Schweitzer (Schlippe & Schweitzer, 1998).

Auf einer zeitlichen Schiene können Sie in die Vergangenheit, in die Gegenwart und in die Zukunft fragen.

Fragen in die Vergangenheit:

- Was haben Sie bisher in Ihrem Leben geschafft?
- Waren Sie schon einmal in einer ähnlichen Situation? Wie haben Sie es damals geschafft, sie zu meistern? (Das impliziert zugleich, dass die Klientin grundsätzlich in der Lage ist, solche Situationen zu meistern; es gibt also keinen Grund, dass es nicht wieder klappen sollte.)
- Wie haben Sie es geschafft, sich nicht zu ritzen, als Sie so verzweifelt waren, sondern stattdessen den Termin bei mir auszumachen?

Fragen in die Gegenwart:

- Was mögen Sie besonders gerne an sich?
- Welche Eigenschaft schätzen Sie an sich selbst?
- Worauf sind Sie stolz?
- Wie schaffen Sie es, dass die Schmerzen manchmal weniger stark sind?

Fragen in die Zukunft:

- Wenn Sie die Situation gemeistert haben, welche Fähigkeit wird Ihnen dann am meisten geholfen haben?[19]
- Was können Sie noch lernen, um Ihre Spannung besser zu kontrollieren?

Darüber hinaus lässt sich die Ressourcenaktivierung wunderbar mit anderen Methoden verbinden: Sie können sie in die Methode des zirkulären Fragens (→ S. 91 ff.) einbinden, was zum Beispiel so aussehen könnte:

- Was schätzt Ihre Frau besonders an Ihnen?
- Warum vertraut Ihnen Ihr Chef so komplexe Projekte an?

Eine weitere Möglichkeit besteht darin, ein Genogramm (→ S. 75 ff.) in ein Ressourcen-Genogramm zu verwandeln. Dann fragen Sie die Stärken und positiven Besonderheiten der einzelnen Familienmitglieder ab, er-

---

19 Die Frage nach einem „gemeistert“ oder „geschafft“ wurde von Milton Erickson entwickelt und versetzt den Klienten in einen lösungsaktivierten Zustand. Theuretzbacher und Nemetschek (2011) beschreiben das Vorgehen in ihrem Buch *Coaching und systemische Supervision mit Herz, Hand und Verstand* anschaulich und mit vielen Fotos.

kunden, wie sich diese auf die Klientin auswirken, und arbeiten unterstützende Verbindungen besonders hervor.

Nicht zu unterschätzen sind auch positive Rückmeldungen durch den Therapeuten, beispielsweise:

- Ich bin beeindruckt, dass Sie trotz so großer Sorgen noch zur Arbeit gehen können. Wie schaffen Sie das?

Wann und wieso?

So oft wie möglich. Und immer wieder. Weil es niemandem schadet, wenn ihm bewusst wird, was er alles kann, und weil jemand, der sich seiner eigenen Fähigkeiten bewusst ist, mit sehr viel mehr Energie an die Lösung seiner Probleme gehen kann.

Eine Rückmeldung, die ich regelmäßig von Kolleginnen aus dem Gruppendienst bekomme, ist, dass Klientinnen so „aufgeräumt" aus den Gesprächen mit mir zurückkommen. Ein Teil dieses Aufgeräumtseins kommt sicherlich daher, dass wir häufig nach Lösungen suchen und dabei auch sortieren, welche eigenen Fähigkeiten dazu beitragen können.

Besonderheiten bei Lernschwierigkeiten

Bei Menschen mit Lernschwierigkeiten versuche ich häufig, möglichst viele Ressourcen zu finden, um den Selbstwert zu stärken. In diesem Fall gilt durchaus einmal Quantität vor Qualität, das heißt, die Ressourcen müssen nicht besonders beeindruckend sein, sondern alltagstauglich, und sie können durchaus „banal" erscheinen. Aus konstruktivistischer Sicht ist eine Bewertung, ob eine Ressource beeindruckend ist oder nicht, sowieso hinfällig. Hilfreich ist es, diese Sammlung möglichst anschaulich zu illustrieren:

Um jede aufgeschriebene Stärke wird eine Blume gemalt. Am Ende hat man einen riesigen Blumenstrauß auf dem Papier. Wer schreibt und zeichnet, ist Verhandlungssache; die Farbe der jeweiligen Blume bestimmt auf jeden Fall die Klientin.

Gemeinsam mit einem Klienten, der über „Durcheinander im Kopf" klagte und sonst zu großer Ordnungsliebe neigte, zeichnete ich ein Regal, und in jedes Fach kam eine Fähigkeit, die ihm in der Vergangenheit dabei geholfen hatte, wieder einen klaren Kopf zu bekommen (Abbildung 9).

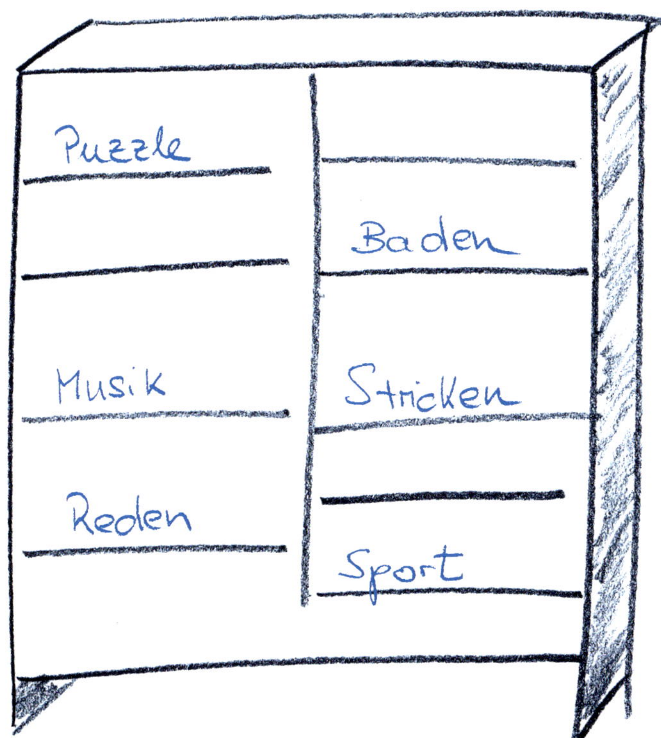

Abbildung 9: Das Regal zur Ordnung im Kopf.

Auf dem Tisch steht eine Schüssel mit Muscheln oder Murmeln, und für jede positive Eigenschaft wird eine Muschel oder Murmel in ein hübsches Schälchen gelegt.

Viele Klientinnen sind zunächst erstaunt über die Frage nach den Stärken, beginnen dann aber voller Elan zu suchen, wenn ich ihnen rückmelde, dass es ja bereits jetzt Dinge gibt, die sie gut machen. Auch hierfür wieder ein Beispiel:

„Sie sind ja Profi im Skills[20]-Anwenden. Welche Skills könnten denn jetzt ganz besonders gut helfen?"

20 Skills sind Fähigkeiten zur Selbstregulation, so benannt von M. Linehan in ihrem Therapiemanual für Patientinnen mit Borderlinestörung (Linehan, 1996).

3.3.2 Die Wunderfrage

Worum geht es?

Die Wunderfrage ist schon fast ein Synonym für die lösungsorientierte Kurzzeittherapie. Steve de Shazer hat sie in den 1970er-Jahren „erfunden" und gemeinsam mit seiner Frau Insoo Kim Berg ein Leben lang weiterentwickelt (siehe z. B. De Shazer & Dolan, 2015).

Die Wunderfrage gestattet dem Klienten, so zu denken, als sei ein Wunder geschehen und alle Probleme seien über Nacht gelöst. Anstatt sich also gemeinsam in die Erforschung des Problems zu begeben und zu fragen „Warum haben Sie so viele Ängste?", stellen Sie die Frage: „Was wird sein, wenn die Ängste weg sind?" Dadurch kann der Klient ein Bild davon entwerfen, was er sich von der Beratung erwartet und wie sein Leben nach einer erfolgreichen Beratung aussehen könnte. Erarbeitet werden dann die ersten praktikablen Schritte, die in Richtung des formulierten Ziels führen.

Hintergrund

Steve de Shazer beschreibt in seinem Buch Worte waren ursprünglich Zauber (2009) Sinn und Zweck der Wunderfrage folgendermaßen:

„Die Wunder, die die Klienten beschreiben, geschehen nie [...] und man darf auch nicht erwarten, dass sie geschehen. Die Wunderfrage ist nicht dazu entwickelt worden, um Wunder zu erschaffen oder anzuschieben. Die Wunderfrage ist lediglich dazu entwickelt worden, damit die Klienten beschreiben können, was sie von der Therapie wollen, ohne sich dabei um das Problem und um die traditionelle Annahme kümmern zu müssen, dass die Lösung in irgendeiner Weise damit verbunden sein müsste, das Problem zu verstehen und zu eliminieren." (De Shazer, 2009, S. 285.)

In seinen Therapietranskripten erkennt man ein streng konstruktivistisches Vorgehen (→ Konstruktivismus, S. 30 ff.). De Shazer geht davon aus, dass nur der Klient seine Wirklichkeit kennt und beurteilen kann. Er orientiert sich daher möglichst genau am Wortlaut seiner Klienten und verzichtet auf Interpretationen, Vorschläge oder „Zwischen-den-Zeilen-Lesen" (De Shazer, 2009).

Wie?

Die Wunderfrage ist genau vorformuliert. Nachdem Sie sich die Erlaubnis für eine etwas ungewöhnliche Frage geholt haben, fragen Sie:

> „Stellen Sie sich vor, heute Nacht, während Sie schlafen, geschieht ein Wunder, und die Probleme, die Sie in die Therapie geführt haben, sind plötzlich gelöst. Aber da Sie ja geschlafen haben, können Sie nicht wissen, dass dieses Wunder geschehen ist. Wie entdecken Sie, dass ein Wunder geschehen ist, wenn Sie morgens aufwachen? Woran werden andere merken, dass ein Wunder geschehen ist, ohne dass Sie es ihnen sagen?" (De Shazer, 2009, S. 114.)

Durch die Betonung auf „woran merken Sie" wird der Blick der Klientin automatisch auf die Verhaltens- und Empfindungsebene gelenkt und dadurch konkret und erlebbar gemacht. Der zweite Teil „woran werden andere es merken" ist eine klassische zirkuläre Frage (→ zirkuläre Fragen, S. 91ff.) und bezieht von Anfang an das System mit ein. In der Beratung wird ein genaues Bild der Veränderung gezeichnet, mit dem Fokus auf beobachtbaren und konkreten Sachverhalten.

Eine Klientin antwortet auf die Frage, was sie nach dem Wunder beim Aufwachen als Erstes bemerkt: „Es geht mir besser." Da dies zu unkonkret ist, frage ich nach: „Und wenn es Ihnen besser geht, woran merken Sie das? Wie ist das Aufwachen dann anders?" Man fragt so lange nach, bis ein beobachtbares Verhalten oder Empfinden geschildert wird, zum Beispiel „Ich komme leichter aus dem Bett" oder „Ich habe Hunger auf Frühstück".

Das Ausbleiben von etwas wird hinterfragt und in ein Stattdessen umgewandelt (→ Leichte Sprache, S. 45ff.):

Frau Z. antwortet auf die Frage, was passiert, wenn sie ihre Impulse plötzlich kontrollieren könnte: „Dann motze ich die Betreuer nicht mehr so an." Da dies eine Antwort ist, die ein Nicht enthält, frage ich nach: „Und was tun Sie stattdessen, wenn Sie die Betreuer nicht anmotzen?" – „Dann rede ich mit normaler Stimme. Und ich benutze keine Schimpfwörter." Wieder eine Nicht-Antwort in der zweiten Aussage. Ich hake also weiter nach: „Und wenn Sie keine Schimpfwörter mehr benutzen, was reden Sie dann mit den Betreuern?“ – „Dann sage ich einfach guten Morgen oder gehe in mein Zimmer, wenn die anderen mich nerven.“

Man kann auch die fünf Sinne einbeziehen und nach der Körperhaltung fragen, nach Bildern, Geschmack, Gerüchen oder Geräuschen, die auftauchen, wenn das Wunder passiert ist.

Frau L. hat einen starken Rundrücken und eine Stimme, die laut wird und sich überschlägt, wenn sie aufgeregt ist. Wenn es ihr nicht gut geht, ist ihr Blick fest auf den Boden gerichtet, sie läuft dann manchmal gegen Möbelstücke. In der Wunderfrage wurde ihr dies bewusst; sie antwortete: „Ich gehe dann viel gerader.“ Ihre Körperhaltung ist seither ein wichtiger Anzeiger für sie, wie es ihr gerade geht. Zusätzlich gelingt es ihr gelegentlich, ihre schlechte Stimmung positiv zu beeinflussen, indem sie sich bewusst aufrichtet und leiser spricht.

Frau L. ist es in diesem Fall also nicht nur gelungen, eine Lösung zu imaginieren, sondern sie ist auch sensibel genug ihrem eigenen Körper gegenüber, um eine Verbindung zu ihrer Körperhaltung herzustellen.

Wann und wieso?

Die Wunderfrage ist eine Mischung aus Auftragsklärung und Intervention und immer hilfreich, wenn man eine starke Lösungsorientierung erreichen will. Steve de Shazer und Insoo Kim Berg arbeiteten in ihren Kurzzeittherapien sogar ausschließlich von der Wunderfrage ausgehend!

Meiner Erfahrung nach kann die Wunderfrage heftigen Widerstand auslösen, wenn die Klientin noch so in ihrer Problemsicht verwurzelt ist, dass sie sich nicht wertgeschätzt fühlt, wenn die Beraterin gleich von Wundern spricht. Hier kann es hilfreich sein, erst die Probleme anzuerkennen, zum Beispiel auch den Wuteimer (→ S. 142ff.) zu nutzen, um dann im nächsten Schritt zur Wunderfrage zu kommen.

Besonderheiten bei Lernschwierigkeiten

Da sich das Wunder in der Zukunft und in der Imagination abspielt, fällt Menschen mit eingeschränkter Vorstellungskraft der Zugang zu dieser Frage oft schwer. Es kann unter Umständen sehr mühsam oder sogar unmöglich sein, von einem pauschalen „Dann geht es mir gut“ wegzukommen. In diesem Fall sollte man sich besser einer anderen Methode zuwenden.

Auf die Frage, wer das Wunder zuerst bemerken würde, kommt von Menschen, die in einer betreuten Wohnform leben, fast immer „die Erzieher“. Dies ist ein guter Ansatzpunkt, denn Pädagogen geben üblicherweise viel Rückmeldung zum Verhalten der Klientinnen, und die Klientinnen sind es gewohnt, diese zu bekommen, und können sie oft gut abrufen. Allerdings liegt hier auch eine Gefahrenquelle, da den meisten Klientinnen sehr wohl bewusst ist, wie „problemfreies“ Verhalten auszusehen hat, und sie bemüht sind, dies wiederzugeben. Als Beraterin muss man hier wieder einmal genau hinhören, ob die Antwort auf die Wunderfrage die Vorstellung der Klientin ausdrückt oder ob die Klientin versucht, die „richtige“ Antwort zu geben, und dabei ihr Betreuungsumfeld zitiert.

3.3.3 Diamantkräfte

Worum geht es?

Die Diamantkräfte sind Teil einer ressourcenorientierten Übung aus der Traumapädagogik und dienen der Stabilisierung im Alltag (Scherwarth & Friedrich, 2012). Diamantkräfte erwirbt man unter großem Druck, also bei der Bewältigung von Krisen. Der Klientin wird bewusst, dass sie fähig ist, Druck auszuhalten. Jeder Mensch hat es in seiner Vergangenheit bereits geschafft, mit schwierigen Situationen umzugehen, und dabei neue Fähigkeiten hinzugewonnen. So wie der Diamant genau wie Kohle aus reinem Kohlenstoff besteht und erst durch den Druck zu einem Edelstein wird, entwickelt man durch gemeisterte Herausforderungen Kräfte, die man sonst nicht entfaltet hätte. Damit öffnet sich der Raum für die eigenen Ressourcen und gegebenenfalls für eine Neubewertung der Situation.

Wie?

Die Verwandlung von Kohlenstoff in einen Diamanten, die nur geschieht, weil ein gewisser Druck vorhanden ist, wird anschaulich beschrieben. Eventuell kann dies als Bild bereits genügen, um der Klientin eine Umdeutung ihrer aktuellen Situation zu ermöglichen und ihre Ressourcen zu aktivieren: Wir alle haben etwas von einem Diamanten.

Will man die Übung vertiefen, bietet sich eine Vielzahl ressourcenorientierter Fragen an:

- Wann hast du schon mal Druck ausgehalten?
- Wie hast du es damals geschafft, dass du das gut hinbekommen hast?
- Was davon kannst du noch gut abrufen? Welche Fähigkeit von damals kann dir jetzt nützen?
- Wer hat dich in dieser schwierigen Situation unterstützt? Wer kann dir heute ähnlich gut helfen?
- Was hast du daraus gelernt? Wie hat dich die Erfahrung verändert?
- Worauf warst du besonders stolz, als du die Situation XY gemeistert hattest?

Wann und wieso?

Die Diamantkraft gründet auf dem Respekt davor, was ein Mensch aushalten kann. Als Beispiel eignen sich daher schwierige Situationen, die man bereits gut überstanden hat. Denn nur wenn eine Verarbeitung stattgefunden hat, ist die innere Distanz gegeben, auch darüber nachzudenken, was man in dieser Krise an Kräften mobilisieren oder was man daraus lernen konnte.[21] Auf die Diamantkraft kann man also immer dann aufmerksam machen, wenn man seiner Klientin verdeutlichen möchte, dass sie in ihrem Leben schon viel geschafft hat und auch den nächsten Widrigkeiten standhalten kann.

Frau M. hatte viele psychotische Schübe erlebt und versuchte nun, sich im Alltag wieder zurechtzufinden. Es fiel ihr äußerst schwer, auch nur geringste Stimmungsschwankungen auszuhalten, weil wohl stets die Angst mitschwang, erneut einen psychotischen Schub zu bekommen. Mit dem Bild des Diamanten gelang es ihr erstmals, einen positiveren Zugang zu ihren aktuellen Bemühungen zu finden und sich selbst dafür wertzuschätzen, dass sie nach den Psychiatrieaufenthalten immer wieder in den Alltag zurückkehrt. In Verbindung mit einer Skalierungsarbeit zu der Frage „Was ist normal? Was halten andere

21 Dagegen ist es nicht sinnvoll, jemanden, der sich gerade in einer akuten Reaktivierung seines Traumas befindet, zu fragen, wie er die traumatische Situation damals bewältigt hat. Hier besteht keine ausreichende Distanz zu der „schwierigen" Situation, um die Ressourcen zu aktivieren!

aus? Was halte ich aus?“ gelang es ihr anschließend über Wochen hinweg, stabil zu bleiben und ihre eigenen Anstrengungen zu würdigen.

Besonderheiten bei Lernschwierigkeiten

Dass Kohle und Diamant der gleiche Grundstoff sind, fasziniert jeden Menschen und ist eine sehr gut nachvollziehbare Metapher. Gut ist es, wenn Sie den Diamanten veranschaulichen können, zum Beispiel anhand eines Fotos (oder vielleicht auch anhand Ihres eigenen Eherings, sollte sich darin ein Diamant befinden).

Hintergrund

Scherwarth und Friedrich (2012) betten die Methode in die „Ressourcenhand“ ein: Eine Hand, bei der jeder Finger eine andere ressourcenorientierte Funktion hat, wird aufgezeichnet und ausgefüllt. Der Daumen entspricht den persönlichen Stärken, der Zeigefinger den Interessen und Hobbys, der Mittelfinger den Diamantkräften, der Ringfinger Zielen und Visionen und der kleine Finger den Menschen, denen man sich zugehörig fühlt (vgl. Scherwarth & Friedrich, 2012, S. 202) – eine Übung, die sich für Klienten mit Lernschwierigkeiten ebenfalls hervorragend eignet!

3.3.4 Die Frage nach der Ausnahme

Worum geht es?

Statt den Fokus auf die Probleme zu legen, sucht man – wieder mittels Fragen – nach problemfreien Zeiten. Die Grundidee ist ein bekannter Satz von Steve de Shazer, dem Vater der lösungsorientierten Ansätze: „Problem talk creates problems, solution talk creates solutions“ (Schlippe & Schweitzer, 1998, S. 35; De Shazer & Dolan, 2015).

Mit der Frage nach der Ausnahme wird deutlich, dass ein Problem nicht ständig und überall auftritt. Wir lenken die Aufmerksamkeit der Klientin auf die Zeiten, in denen sie beschwerdefrei ist, und aktivieren die Reflexion über ihr Verhalten und ihre Interaktionen in diesen Momenten.

Wie?

Statt in der Exploration in erster Linie das Problem zu erkunden, fragen Sie explizit nach problemfreien Zeiten, zum Beispiel:

- Wann hatten Sie zum letzten Mal kein Kopfweh?

- Wann fühlen Sie sich im Vergleich zu sonst fröhlicher und unternehmen gerne etwas?

Diese beschwerdefreien Zeiten werden dann genauso auf der Verhaltensebene erkundet, wie man das bei einer problemorientierten Analyse tun würde. Der Fokus liegt darauf, was genau die Klientin tut, damit es ihr manchmal eben doch besser geht.

Eine Klientin leidet seit mehreren Monaten unter diffusen, nicht körperlich bedingten Kopfschmerzen. Ich frage also nach, wann es Momente gibt, in denen die Schmerzen nachlassen. Darauf die Klientin: „In der Arbeit." – „Aha. In der Arbeit geht es besser. Haben Sie eine Idee, warum? Was machen Sie in der Arbeit anders?" – „Da bin ich abgelenkt." – „Gut, wenn Sie abgelenkt sind, dann sind die Schmerzen nicht so stark. Wie können Sie sich denn in der Freizeit gut ablenken?" – „Durch Spazierengehen."

Natürlich ist auch eine Verbindung mit einer Skalierungsfrage möglich:

Wann war Ihre Schmerzampel denn das letzte Mal auf Grün? – Als sie das letzte Mal auf Orange war, was haben Sie getan, damit sie nicht rot wird?

Stellt sich bei diesem Vorgehen heraus, dass die Zeiten, in denen das Problem pro Tag auftritt, nur sehr kurz sind, erlebt die Klientin eine Entlastung möglicherweise bereits dadurch, dass sie die Relationen wieder im Blick hat (→ Verdeutlichen von Relationen, S. 111 ff.).

Wann und wieso?

Als Grundidee sollte die Suche nach der Ausnahme immer im Konzept der Beraterin mitlaufen. Konkret einsetzen lässt sie sich besonders gut, wenn die Klientin von einem bereits länger anhaltenden Problem berichtet, das gefühlt eine Menge Lebensraum einnimmt. Je nach Gegenüber können solche Fragen zunächst etwas Widerstand auslösen, beispielsweise wenn der Leidensdruck sehr groß oder die Klientin eher defizitorientiert strukturiert ist. Lassen Sie sich davon nicht abhalten! Vielleicht möchte das Problem zunächst noch etwas gehört werden

(→ Validierung, S. 156ff., oder → Wuteimer, S. 142ff.); aber zu einem gewissen Zeitpunkt können Sie eigentlich immer nach der Ausnahme fragen.

Besonderheiten bei Lernschwierigkeiten

Wie bei allen Fragetechniken sind, abgesehen von sprachlichen Feinheiten (→ Leichte Sprache, S. 45ff.), keine besonderen Anpassungen notwendig. Einziger Fallstrick ist in meinen Augen, dass die Frage nicht so ankommen darf, als nehme man das Problem nicht ernst (überspitzt formuliert: „Stell dich nicht so an, du hast doch nicht 24 Stunden am Tag Kopfweh"). Auf diesem Ohr sind Menschen mit Lernschwierigkeiten oft sehr hellhörig, da sie in ihrem Alltag immer wieder erleben, dass die Umwelt ihre Probleme anders bewertet, als sie selbst es tun. Hat sich bereits eine positive therapeutische Beziehung etabliert und hat man das Problem vorher ausreichend ernst genommen, kann man dieser Gefahr gut entgegenwirken.

3.3.5 Verdeutlichen von Relationen

Worum geht es?

Eigentlich stelle ich Ihnen hier eine Variante der Suche nach der Ausnahme vor. Allerdings benutze ich sie so häufig, dass ich sie kurz gesondert darstellen möchte. Es handelt sich um eine Methode, mit der man ein Problem eingrenzen kann und überprüfen, wie „groß" es wirklich ist bzw. wie viel sich ihm entgegensetzen lässt.

Wenn man mitten in einer belastenden Situation steckt, hat man oft das Gefühl, es gäbe außer dem Problem kein anderes Leben mehr. Man steckt sozusagen bis über beide Ohren darin und sieht nichts anderes. Statt sich wie bei der Suche nach der Ausnahme auf die Handlungen zu fokussieren, die die Klientin ausführen kann, damit es ihr besser geht, wird hier die Quantität erfasst, in der die Beschwerde im Vergleich zu beschwerdefreien Zeiten auftritt.

Wie?

Man lässt sich das Problem im Hinblick darauf beschreiben, wann oder wie oft es auftritt – bzw. eben nicht auftritt. Ein wichtiger Schritt, um diese Verhältnisse bei der Klientin zu verankern, ist die Visualisierung des

Ganzen. Ich zeichne meist eine Uhr oder einen Kuchen, und das Zeitfenster oder Kuchenstück, welches das Problem darstellt, ist am Ende idealerweise überraschend klein.

Eine Klientin beschwert sich über eine Kollegin aus einer anderen Arbeitsgruppe, mit der sie Streit hat und die sie laut eigener Aussage „immer belagert". Sie gibt an, dadurch äußerst belastet zu sein. Auf genauere Nachfragen hin zeigt sich, dass die beiden sich ausschließlich in der 10Uhr-Pause für 15 Minuten sehen. Ich zeichne daraufhin eine Uhr, in der die 15 Minuten im Vergleich zu den restlichen Aktivitäten des Tages naturgemäß sehr wenig Platz einnehmen. Angesichts dieser nun sichtbaren Relationen entschied die Klientin, sich diesen Streit nicht mehr so zu Herzen zu nehmen (**Abbildung 10**).

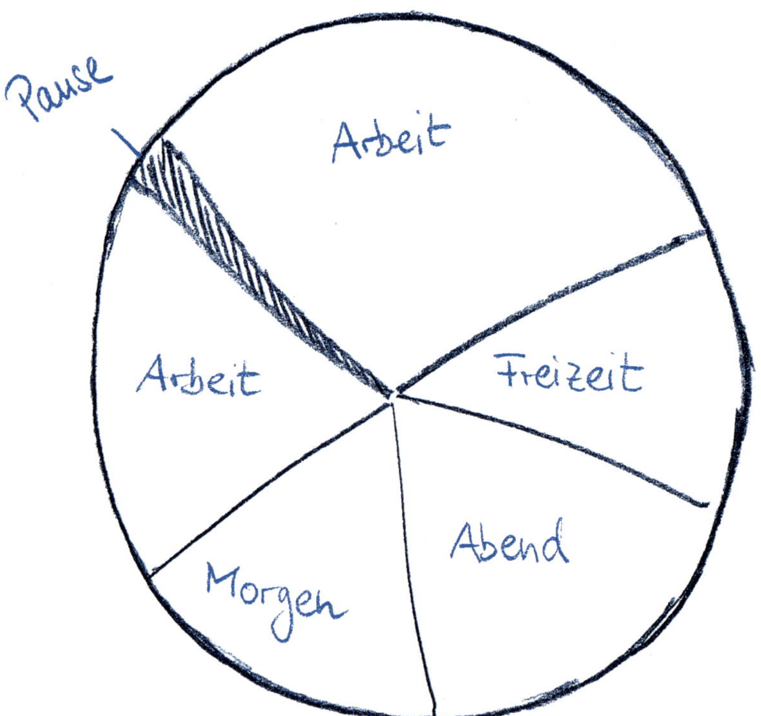

Abbildung 10: Eine Uhr verdeutlicht der Klientin die zeitliche Relation ihres Streits.

Der Klientin war es durch die Intervention möglich geworden, ihren Blickwinkel zu ändern und sich auf die positiven Seiten des restlichen Tages zu konzentrieren. Das Problem wurde relativiert.

Eine weitere Variante ist in diesem Zusammenhang die Erstellung einer Netzwerkkarte (→ S. 80 ff.).

Wenn die Klientin das Gefühl hat, alle seien gegen sie oder keiner unterstütze ihr Vorhaben, sammeln Sie gemeinsam auf einer Netzwerkkarte gezielt die Personen, die sie in diesem speziellen Vorhaben unterstützen oder die sie noch um Unterstützung bitten könnte, und setzen Sie diese in Relation zu den Personen, die gegen das Vorhaben agieren.

Wann und wieso?

Das Verhältnis Problem/Nichtproblem zu überprüfen, bietet sich an, wenn das Problem in der Wahrnehmung der Klientin überdimensional wird. Natürlich geht es nicht darum, der Klientin einzureden, es sei doch alles gar nicht so schlimm, und manchmal können auch 5 Minuten am Tag so schlimm sein, dass sie die restlichen 23 Stunden und 55 Minuten überschatten. Mit einem Blick auf die Relationen bieten Sie der Klientin jedoch die Möglichkeit, ihren Fokus neu auszurichten und die Wahrnehmung zu schärfen.

Besonderheiten bei Lernschwierigkeiten

Kognitive Einschränkungen führen auch zu herabgesetzten Kompensationsmöglichkeiten bei zwischenmenschlichen Streitigkeiten. Deswegen erachte ich diese Methode bei Klientinnen mit Lernschwierigkeiten als so hilfreich. Sie ermöglicht es häufig genau wie der Klientin im oben beschriebenen Beispiel, durch den neuen Blickwinkel gelassener mit Situationen umzugehen, die als schwierig empfunden werden.

3.3.6 Die Frage nach der Verschlimmerung

Worum geht es?

Noch eine Möglichkeit, versteckte Ressourcen aufzudecken: Statt nach Ausnahmen (→ Frage nach der Ausnahme, S. 109 ff.) fragt man nach Möglichkeiten, das Problem zu verschlimmern. Bei aller Eigenartigkeit einer solchen Frage macht sie erneut klar, dass die Klientin Einfluss nehmen kann. Denn wenn sie das Problem verschlimmern kann, dann kann sie es vielleicht auch verbessern – oder Dinge weglassen, die eine Verschlimmerung bewirken.

Wie?

Auch diese Fragen dienen wie alle systemischen Fragen in erster Linie dazu, der Klientin einen neuen Blickwinkel und neue Denkweisen zu ermöglichen. *„Was müssten Sie tun, damit Ihre Depressionen zunehmen?“*

Sie können nach quantitativen oder qualitativen Verschlimmerungen fragen. Entscheidend ist wieder, dass das Augenmerk auf die Handlung der Klientin gelegt wird: Was müsste sie tun – im Unterschied zu: Was müsste passieren? Nur so kann die Frage handlungsaktivierend wirken.

Ein anschauliches Beispiel einer Antwort auf die Frage nach der Verschlimmerung bei einem depressiven Klienten finden wir bei Weiss (1988, S. 103):

> „Um richtig depressiv zu sein, darf ich morgens nicht aufstehen, muss an mein verpfuschtes Leben denken, an die Menge der unerledigten Arbeit, an den angefangenen Brief von gestern Abend, den ich wahrscheinlich heute schon wieder nicht beenden werde, vielleicht noch an die vielen Dinge, die ich in meinem Leben angefangen habe, ohne sie zu beenden.“

Weiss führt weiter aus, dass es nicht möglich ist, ein Verhaltensmuster unverändert zu durchlaufen, nachdem man einmal darüber gesprochen hat, wie dieses Muster zu einer Verschlimmerung der Symptome führt. Man könne dieselben Symptome nicht mehr zeigen, ohne sich bewusst zu werden, dass man sie quasi bereits „vorhergesagt“ hat – ein Schritt, der das Verhalten zwangsläufig verändert.

Wann und wieso?

Es ist für uns alle zunächst überraschend, in eine solche Richtung zu denken. Wer überlegt schon gerne, was er tun müsste, damit das, was er loshaben will, noch schlimmer wird?! Holen Sie sich die Erlaubnis für eine „etwas komische Frage“, dann lässt sich ein anfänglicher Widerstand leicht überwinden. Wenn die Klientin bereits gewöhnt ist, dass in den Gesprächen viele und manchmal auch ungewöhnliche Fragen gestellt werden, wird sie diese Frage gerne beantworten und sich auf das Gedankenspiel einlassen.

Besonderheiten bei Lernschwierigkeiten

Menschen mit Lernschwierigkeiten nehmen Aussagen oft wörtlich. Ihr Gegenüber muss in der Lage sein, sich auf ein „So-tun-als-ob" einzulassen, denn niemand möchte sein Problem ja wirklich verschlimmern. Wenn dies rein kognitiv nicht möglich ist, führt die Frage beim Gegenüber eher zu Verständnislosigkeit als zu einer neuen Sichtweise. In der Wortwahl ist es unabdingbar, auf Leichte Sprache zu achten. Vermeiden Sie den Konjunktiv, und formulieren Sie so, als ob das Verhalten bereits eintritt: *„Was müssen Sie tun, damit Sie öfter Kopfweh haben?"* anstatt *„Was müssten Sie tun, damit Ihre Kopfschmerzen zunehmen?"*.

Besonders viel Transferleistung erfordern solche Überlegungen, wenn es um abstraktere Themen wie Depression, Mutlosigkeit etc. geht.

Hintergrund

Die Frage nach der Verschlimmerung ist den typisch systemischen Fragen zuzuordnen; sie ist handlungsaktivierend und wahrnehmungserweiternd (→ Systemische Fragen, S. 39 ff.). Sie wendet sich allerdings explizit dem Problem zu und hätte in einer lösungsfokussierten Beratung daher keinen Platz. Die Aktivierung der Problemsicht wird hier vermieden, denn auch Strategien zur Vermeidung des Problems müssen aus lösungsfokussierter Sicht nichts mit einer Verbesserung für den Klienten zu tun haben (Dierolf, 2015). Konsequent lösungsorientierte Ansätze beschäftigen sich daher ausschließlich mit Lösungen und Ressourcen.

3.4 Bis zum nächsten Mal – Interventionen für die Zeit zwischen den Sitzungen

In der systemischen Therapie wird davon ausgegangen, dass Veränderungen in erster Linie zwischen den Therapiestunden stattfinden und nicht in der Sitzung selbst. Es gibt daher seit den Anfängen der Familientherapie Interventionen, um dieses Dazwischen aktiv zu gestalten. Diese sogenannten Abschlussinterventionen, meist verbunden mit einer Hausaufgabe, waren eines der wichtigsten Merkmale und sehr ausgeklügelt. Am bekanntesten ist das sogenannte „Mailänder Modell" von Mara Selvini Palazzoli und Kollegen: Therapiesitzungen wurden stets mit einer Pause durchgeführt, in welcher die Therapeutin sich mit Kolleginnen beriet, die die Sitzung hinter einer Einwegscheibe verfolgt hatten. In dieser kollegialen Beratung wurde eine Abschlussintervention entwickelt, bei der das Verhalten der einzelnen Familienmitglieder umgedeutet und die Familie angewiesen wurde, bis zur nächsten Sitzung ein bestimmtes Verhalten an den Tag zu legen (Schlippe & Schweitzer, 2012).

Die Methoden, die ich Ihnen in diesem Kapitel vorstelle, funktionieren ohne Einwegscheibe oder Co-Therapeuten. Viele der bereits beschriebenen Methoden stellen eigentlich **Hausaufgaben** dar; hier finden Sie ein paar zusätzliche Gedanken, wie Sie diese gut implementieren können. Auch das **Tagebuch** ist eine Form der Hausaufgabe und wird hier etwas ausführlicher beleuchtet. Wenn Sie viel mit Personen arbeiten, die unter hoher Anspannung stehen, stellt der **Notfallkoffer** eine sehr nützliche Intervention dar. Und der **Anker** eignet sich sowohl zwischendurch als auch zum Abschied als Gedankenstütze.

3.4.1 Hausaufgaben

Worum geht es?

Hausaufgaben sind eine gute Möglichkeit, Impulse aus der Beratung in den Alltag weiterzugeben. An Schulzeiten und den Berater als Lehrer sollen sie indessen nicht erinnern. Oft werden sie mit einem leichten Augenzwinkern gegeben oder sind so verrückt, dass die Klienten möglichst Lust auf die Aufgabe bekommen. Die Hausaufgabe ermöglicht es gegebenenfalls, neue Verhalten geschützt auszuprobieren: Man wollte sich ja gar nicht verändern, aber jetzt hat man diese komische Aufgabe ...

Wie?

Je nach Art der Aufgabe sollte auch die Ankündigung unterschiedlich ausfallen.

Wenn Sie sich mit Ihrer Klientin einig sind, dass es gut wäre, regelmäßig autogenes Training zu üben, vereinbaren Sie das einfach. Wenn Sie dagegen eine im systemischen Sinn „verstörende“ Aufgabe im Kopf haben, sollten Sie sich die Erlaubnis für diese ungewöhnliche Aufgabe einholen – denn das erhöht die Wahrscheinlichkeit, dass die Klientin sich darauf einlässt:

- „Wenn ich könnte, würde ich Ihnen jetzt gerne eine Hausaufgabe aufgeben. Darf ich?“
- „Wir sind ja schon lange nicht mehr in der Schule, aber heute würde ich Ihnen gerne eine Hausaufgabe mitgeben.“
- „Das klingt jetzt vielleicht etwas verrückt, aber würden Sie bis zum nächsten Mal XY ausprobieren?“

Meist erhält man die Zustimmung ohne Schwierigkeiten – je spannender die Ankündigung formuliert ist, desto leichter. Dann stellt man die Aufgabe, die es bis zum nächsten Mal zu erledigen gilt.

Mit Frau M., die unbedingt abnehmen wollte und dafür ein regelmäßiges Bewegungstraining absolvierte, aber einen starken inneren Schweinehund beschrieb, wurde vereinbart, dass sie in den nächsten Tagen würfelt, wer bestimmt: bei geraden Zahlen die Sportlerin in ihr, bei ungeraden Zahlen der Schweinehund. Die Entscheidung dem Würfel zu überlassen, gab dem Ganzen eine spielerische Komponente, die die Wahrscheinlichkeit erhöhen sollte, dass die Klientin zumindest an manchen Tagen trainierte. Gleichzeitig war sie durch den Zufall des Würfelns ihrer Ambivalenz enthoben, und ich hoffte, dass ihr eine Entscheidung dann irgendwann leichter fallen würde.

Ein anderes Beispiel ist Frau X., die in Sorge war, dass sie weniger Aufmerksamkeit von den Betreuern erhalten würde, wenn es ihr psychisch besser ginge. Sie erhielt die Aufgabe, die Betreuer genau zu beobachten, wenn sie das Gefühl hatte, es ginge ihr besser. Sie stellte erstaunt fest, dass es Zeiten gab, in denen es ihr tatsächlich besser ging und die geplanten Einzelangebote trotzdem bestehen blieben.

In der folgenden Sitzung ist es unbedingt notwendig, auf die Hausaufgabe einzugehen! Ob die Aufgabe erledigt wurde, ist unerheblich; wichtig ist vielmehr, was das Ausführen oder auch Nichtausführen verändert hat. Auch an einer „Hausaufgabenverweigerung" kann man wunderbar weiterarbeiten, indem man die Frage stellt, was sich verändert hat, als die Klientin sich entschied, die Übung nicht durchzuführen.

Frau M. hatte bis zum nächsten Treffen kein einziges Mal gewürfelt und auch ihr Bewegungsprogramm nicht mehr verfolgt. Es stellte sich heraus, dass sie ihre Gewichtszunahme ihren Psychopharmaka zuschrieb und diese absetzen wollte. Es folgte eine Reihe von Sitzungen, in denen es um ihre psychische Erkrankung und die Vor- und Nachteile der Medikation ging.

Gehen Sie davon aus, dass die Klientin die Aufgabe nicht aus Widerspenstigkeit unerledigt lässt, sondern aus einem guten Grund – und der hilft in der Beratung vielleicht weiter.

Wann und wieso?

Ich gebe Hausaufgaben auf, wenn ich ein neues Verhalten anstoßen möchte, von dem ich glaube, dass es der Klientin in ihren Interaktionen hilft.

Besonderheiten bei Lernschwierigkeiten

Bei Menschen mit Lernschwierigkeiten steht man als Beraterin gelegentlich vor der Frage, ob man bei Hausaufgaben das Umfeld unterstützend miteinbezieht oder nicht. In der Regel versuche ich dies zu vermeiden, um die Autonomie meiner Klientinnen nicht zu schwächen. Umso wichtiger ist es in diesem Fall natürlich, Aufgaben zu wählen, bei denen ich sicher sein kann, dass sie sich auch erfüllen lassen. So ist es beispielsweise nicht sinnvoll, jemandem ohne zeitliche Orientierung eine Aufgabe zu stellen, bei der er jeden zweiten Tag eine bestimmte Übung absolvieren soll.

Manchmal fühlen sich Klientinnen jedoch gestärkt oder ermutigt, wenn sie wissen, dass ihre Betreuer ebenfalls von der Aufgabe wissen. Oder sie benötigen für die Umsetzung zwingend die Hilfe eines Betreuers, etwa als Fahrdienst, wenn sie beispielsweise einem Chor beitreten wollen. In diesen Fällen kläre ich in der Sitzung ab, unter welchen Umständen die Aufgabe gelingen könnte und was die Klientin an Unterstützung braucht. Idealerweise sucht sich die Klientin dann selbst ihre Unterstützer und fragt diese, ob sie ihr helfen würden. Braucht sie bei der Formulierung ihres Anliegens Hilfe, können wir zusammen einen Brief schreiben, den die Klientin den Betreuern überreicht, oder wir versenden gemeinsam eine Mail.

Ein weiterer Grund, die Betreuer mit Einverständnis der Klientin zu informieren, liegt vor, wenn die Klientin so große Schwierigkeiten mit der Handlungsplanung oder der Tagesgestaltung hat, dass eine Aufgabe unerfüllbar wird, wenn man sie nicht an das Betreuungsumfeld übermittelt. Ein Beispiel hierfür wären regelmäßige Atemübungen oder das Führen eines Schmerztagebuches.

Möchte man, dass Betreuer bei Hausaufgaben unterstützend tätig werden, ist jedoch nicht nur das Einverständnis der Klientinnen notwendig, sondern auch das der Betreuer! Oft ist der Alltag so voller Routineaufgaben oder es wurde in der Vergangenheit schon so viel versucht, um die Symptome in den Griff zu bekommen, dass es von Seiten der Betreuer nicht möglich oder sogar unerwünscht ist, sich an der Durchführung zu beteiligen. Man muss sozusagen vorübergehend einen neuen Behandlungskontrakt schließen, in den selbstverständlich alle Beteiligten miteinbezogen sind.

Eine bekannte Form der systemischen Aufgaben sind die sogenannten „paradoxen Interventionen“. In diesem Fall wird die Wiederholung der Symptome als Hausaufgabe gegeben. Paradoxe Interventionen halte ich in der Arbeit mit Menschen mit Lernschwierigkeiten überwiegend für ungeeignet. Gründe dafür sind das meist sehr konkrete Verständnis von Aussagen und die eingeschränkten Möglichkeiten, auf der Metaebene zu reflektieren, was in meinen Augen zur Bearbeitung paradoxer Interventionen notwendig ist. Weiss (1988) argumentiert ähnlich, wenn er anmerkt, dass beim Einsatz paradoxer Interventionen eine ausreichende Ich-Stärke vorhanden sein muss.

3.4.2 Tagebuch

Worum geht es?

Genau genommen stellt ein Tagebuch eine spezielle Form der Hausaufgabe dar. Die Klientin bekommt den Auftrag, bis zur nächsten Sitzung zu einem bestimmten Thema Tagebuch zu führen. Das therapeutische Anliegen kann diagnostischer Natur sein, wenn Sie beispielsweise mehr über Auftretenshäufigkeit und Stärke von berichteten Kopfschmerzen erfahren wollen. Stärker intervenierend ist es, wenn Sie den Fokus der Klientin auf ein bestimmtes Verhalten oder ihre Ressourcen lenken und dies mit dem Tagebuchauftrag verbinden.

Hintergrund

Eine systemische Form der Diagnostik trägt immer bereits den Kern der Veränderung in sich, denn wenn die Klientin sich bewusst mit etwas auseinandersetzt, kann der Gegenstand der Auseinandersetzung davon nicht unbehelligt bleiben. Wenn ich eine Klientin bitte, ein Schlaftagebuch zu führen, in dem sie notiert, wann sie ins Bett gegangen ist, wann sie aufsteht und wie oft sie in der Nacht aufwacht, und darüber hinaus, was sie unmittelbar vor dem Schlafengehen gemacht hat, wird sich die Klientin automatisch auch ihrer Zubettgeh-Rituale bewusst werden.

In die gleiche Richtung weisen Untersuchungsergebnisse, die zeigen, dass sich nach der Anmeldung zu einer Therapie bereits erste Veränderungen einstellen, und zwar noch bevor überhaupt psychotherapeutisch gearbeitet wurde. Familientherapeuten interpretieren dies dahingehend, dass durch die Anmeldung zur Therapie das Familiensystem bereits in Bewegung gebracht wurde und sich zu verändern beginnt (Grawe & Grawe-Gerber, 1999).

Wie?

Ich schlage der Klientin vor, ein Tagebuch zu führen, und begründe, warum. Eine zeitliche Begrenzung, bis wann das Buch geführt werden soll, erhöht die Wahrscheinlichkeit, dass die Aufgabe erfüllt wird.[22] Dienen die Aufzeichnungen diagnostischen Zwecken, bitte ich die Klientin, die ausgefüllten Seiten beim nächsten Mal zur gemeinsamen Auswertung mitzubringen. Ansonsten überlasse ich es der Klientin, ob sie mir ihr Tagebuch zeigen möchte oder nicht. Natürlich frage ich aber nach, ob sie denn geschrieben hat, was sich dadurch verändert hat und was ihr dabei aufgefallen ist.

---

22 Tägliches Tagebuchschreiben ohne absehbares Ende erfordert dagegen eine ungeheure Disziplin.

Beispiele für den zunächst diagnostischen Einsatz sind Schlaftagebuch, Suchttagebuch oder Schmerztagebuch.

Die Ressourcenorientierung kann bereits in der Formulierung des Auftrags mitschwingen, wenn ich die Klientin bitte: „*Notieren Sie jeden Tag mindestens zwei angenehme Dinge, die Sie erlebt haben.*" Ich kann den Blick auf die Stärken aber auch bei der Auswertung einfließen lassen, indem ich den Fokus auf die Einträge lege, in denen beispielsweise beschwerdefreie Zeiten oder gutes Krisenmanagement notiert wurden.

Besonderheiten bei Lernschwierigkeiten

Als Erstes gilt es abzuklären, ob die Klientin schreiben kann. Wenn ja, umso besser, allerdings ist das Schreiben sicherlich trotzdem mühsam. (Stellen Sie sich einfach vor, Sie müssten plötzlich Tagebuch auf Englisch führen.) Der Auftrag sollte also klar und kurz formuliert sein. Da die meisten Menschen mit einer leichten Intelligenzminderung lesen können, versuche ich oft, mögliche Beobachtungsaufträge vorzuformulieren, so dass die Klientin die passende Formulierung zuhause nur anzukreuzen braucht. Dabei ist es ein Muss, die Texte in Leichter Sprache zu verfassen und sich rückzuversichern, dass die Klientin den Text auch versteht (→ Leichte Sprache, S. 45ff.). Ich habe durchaus schon ein Schlafprotokoll dreimal umformuliert, bevor die Klientin sicher war, dass sie es alleine richtig ausfüllen konnte. Hier lohnt es sich, immer wieder wertschätzend nachzufragen, ob der Inhalt verständlich ist. Gerade bei Beobachtungsbogen müssen Sie die Texte nicht selbst neu erfinden, sondern können die Bogen, die Sie auch sonst verwenden, in Leichte Sprache abwandeln. Darüber hinaus gibt es ein paar weitere Möglichkeiten, die Struktur zu erhöhen und damit das Ausfüllen zu erleichtern:

- Geben Sie exakt so viele Vorlagen mit, wie bis zur nächsten Stunde auszufüllen sind.
- Schreiben Sie bereits auf jeden Zettel ein Datum und den Namen der Klientin.
- Wenn Sie die Klientin zwischen zwei Sitzungen treffen (als interne Fachkraft begegnet man den Klientinnen häufig auch zwischen den Sitzungen), fragen Sie nach, wie es ihr mit dem Tagebuch geht.

Sollte die Klientin nicht lesen können, wähle ich einen rein visuellen Kanal: *Ein Fingerabdruck in Rot, Blau, Grün – wie war Ihr Tag heute? Smileys drücken eine bestimmte Stimmung aus, und jeden Tag wird der passende angekreuzt.*

In diesen Fällen ist in der Regel die Unterstützung eines Betreuers nötig, weil der Transfer von der Beratungsstunde in den Alltag und die Erinnerung, täglich einen Eintrag vorzunehmen, die Kapazitäten der Klientin vermutlich übersteigen.

Der Einbezug des pädagogischen Systems (oder der Eltern, wenn eine Klientin noch zuhause wohnt) ist je nach Zweck des Tagebuches genauer zu betrachten Die Grundüberlegungen ähneln denen bei Hausaufgaben (→ Hausaufgaben, S. 116ff.): Einerseits steigt die Wahrscheinlichkeit, dass die Aufgabe nicht an Vergesslichkeit scheitert, andererseits wird aber der ansonsten geschützte Rahmen der Beratung geöffnet und eine Betreuungsperson mit Aufträgen betraut, die in die Beratung eingreifen. Es entsteht eine Grenzwanderung zwischen Strukturhilfe und Ver*un*selbstständigung, die man im jeweiligen Fall abwägen und mit der Klientin besprechen muss.

3.4.3 Notfallkoffer

Worum geht es?

Einen virtuellen oder auch realen Notfallkoffer packt man, wenn eine Klientin unter erhöhter Anspannung regelmäßig selbst, fremd- oder sachaggressives Verhalten zeigt. Aggressives Verhalten gegen sich selbst oder andere führt bei hoher Anspannung in der Regel zunächst zu Spannungsabfuhr und wird deshalb unmittelbar positiv erlebt. Ziel ist es nun, Verhalten zu erlernen, das ebenfalls zu einer Spannungsreduktion führt, dabei aber weniger negative Konsequenzen nach sich zieht, als dies beispielsweise Beleidigungen, Selbstverletzung oder Alkohol tun. Der Koffer enthält daher Fertigkeiten – sogenannte „Skills“, die es der Klientin erlauben, aufsteigende Spannungszustände erfolgreich in Schach zu halten und Impulsdurchbrüche zu vermeiden.

Als Skill kann alles dienen, was es ermöglicht, sich selbst zu beruhigen oder Spannung abzubauen, angefangen bei Entspannungsbädern über Aromatherapie, Sport, Musik bis hin zu Chilis oder Eiswürfeln, die sie statt einer körperlichen Selbstverletzung benutzen kann. Gemeinsam mit der Klientin werden Fertigkeiten gesammelt, über die sie bereits verfügt, und/oder neue Fertigkeiten erworben.

Hintergrund

Die Idee vom Notfallkoffer stammt ursprünglich von Marsha Linehan (1996). Linehan arbeitete viel mit Patientinnen mit einer Borderline-Persönlichkeitsstörung und entwickelte ein therapeutisches Vorgehen, das als „dialektisch-behaviorale Therapie (DBT)" bekannt ist und Elemente aus Verhaltenstherapie und Buddhismus verknüpft. Personen mit Borderline-Störung weisen im Alltag eine erhöhte Spannung auf (Bohus & Wolf-Arehult, 2013), und eines der Ziele in der DBT besteht dementsprechend darin, Spannungszustände auszuhalten und zu regulieren.
Bei Kollegen in der Behindertenhilfe hat sich der Begriff „Notfallkoffer" etabliert. Er leuchtet den Klienten ein, und oft wird tatsächlich eine Kiste oder eine Tasche gefüllt, in der die wichtigsten Skills stets greifbar sind. Diese verhaltenstherapeutische Methode wird häufig in Zusammenhang mit einer genauen Situationsanalyse der letzten Krise angewandt

Materialtipp

Elstner und Kollegen (Elstner, Schade & Diefenbacher, 2012) beschreiben in ihrem für Menschen mit Lernschwierigkeiten angepassten Therapiemanual DBToP eine differenzierte und hervorragend visualisierte Vorgehensweise, wie Klienten die Einschätzung des eigenen Spannungszustandes und die Anwendung hilfreicher Skills erlernen können. Sie vergleichen den Anstieg innerer Anspannung mit dem Aufblasen eines Luftballons, der irgendwann unweigerlich platzt (sprich: zum Impulsdurchbruch führt), wenn nicht gezielt Luft abgelassen wird (sprich: Skills angewendet werden).

Wie?
Die Leitfragen sind: „Was hilft Ihnen, Ihre Spannung zu kontrollieren?" „Was beruhigt Sie?" „Was hilft Ihnen, runterzukommen?"

Für die Sammlung der bereits vorhandenen Skills können Sie alle Methoden der Ressourcenorientierung nutzen (→ Auf der Suche nach dem Guten, S. 100 ff.). Skills mit negativen Folgen wie Alkohol, Drogen und Aggressionen sind nicht zugelassen.

Wenn sich jemand mit putzen gut ablenken kann – sehr gut! Viele meiner Klientinnen lieben es zu puzzeln und können sich dabei stundenlang fokussieren. Weitere beliebte Skills sind Musikhören, Spazierengehen, Entspannungsbäder, Duftkissen, Beruhigungstees, Igelballmassagen, Computerspiele, ...

Die so gesammelten Skills werden entweder aufgeschrieben oder – noch besser – in ein reales Behältnis mit realen Gegenständen gefüllt. (Es nützt ja nichts, wenn irgendwo steht, dass Vanilleduft hilft, wenn ich diesen dann nicht greifbar habe.) Elstner und Kollegen (Elstner, Schade & Diefenbacher, 2012) empfehlen ein Bauchtäschchen, das man immer bei sich tragen kann. Möglich sind aber auch Tupperdosen, Schatzkisten aus Holz oder schön verzierte, liebevoll gestaltete Schuhkartons.

Wann und wieso?

Einschießende Spannungszustände, die sich nicht beherrschen lassen und in deren Folge es zu massiven Impulsdurchbrüchen kommt, stellen sowohl für die Betroffenen als auch für ihr Umfeld eine massive Belastung dar. Im Umfeld einer gemeinschaftlichen Wohnform kann durch ein solches Verhalten sogar der Wohnplatz gefährdet sein. Selbst wenn für die Klientin durch das Gefühl der Spannungsabfuhr im ersten Moment Genugtuung eintritt, weicht diese in der Regel bald der Reue. Die Klientinnen sind daher meist sehr offen dafür, ein Instrument in die Hand zu bekommen, mit dessen Hilfe sie sich selbst besser kontrollieren können.

Besonderheiten bei Lernschwierigkeiten

Der Umgang mit Anspannung und Selbstberuhigung stellt für viele Menschen mit Lernschwierigkeiten eine Herausforderung dar. Voraussetzung für die Selbstregulation ist das Bewusstsein der eigenen Spannung. Gegebenenfalls ist dies also das zunächst grundlegende Therapieziel. Hierfür eignen sich Skalierungen (→ S. 95 ff.) und zirkuläre Fragen (→ S. 91 ff.) hervorragend.

- Wie hoch auf einer Skala von 1 bis 10 ist Ihre Spannung gerade?
- Was hätte Ihre Betreuerin gesagt: Waren Sie in dieser Situation sehr angespannt?

Das Sammeln von Skills stellt normalerweise kein Problem dar. Erfahrungsgemäß gehört das tatsächliche Umsetzen im Alltag allerdings zu den schwierigsten Transferleistungen überhaupt. Es ist daher wichtig, auch in Situationen, in denen es der Klientin gut geht, immer wieder an die Skills zu erinnern oder auch aktiv daran zu üben. Das betreuende Umfeld kann hierbei eine große Unterstützung sein, indem es sich zur Gewohnheit macht, die Klientin zu fragen, welche Fertigkeit ihr wohl gerade helfen könnte, wie dies im Fall von Frau M. geschieht:

Die Betreuer von Frau M. werden immer wieder damit konfrontiert, dass Frau M. ganz aufgebracht ins Büro kommt und sich kaum beruhigen kann. Die Frage „Wie hoch ist deine Spannung gerade?" gefolgt von „Und was kann dir jetzt helfen runterzukommen?" führte dazu, dass Frau M. über die Jahre hinweg erlernte, ihre Spannung einzuschätzen und dementsprechend etwas für sich zu tun.

Frau M. braucht zwar die Fragen noch als Hinweis, ist dann jedoch fähig, ihre Skills selbst auszuwählen und anzuwenden.

Gelingt es den Klientinnen vor lauter Spannung nicht, auf ihre Skills zurückzugreifen, ist es auch möglich, diese aktiv anzubieten:

Frau T. kommt oft sehr angespannt zu den Gesprächen zu mir und möchte dann sofort von Krisen aus dem Alltag erzählen und eine Lösung dafür finden. Eine Bearbeitung dieser Erlebnisse ist jedoch in diesem Spannungszustand überhaupt nicht möglich. Wir haben uns angewöhnt, dass ich dann nur kurz nach ihrer Spannung frage, und wenn diese größer 7 ist, einen Igelball nehme und ihr so lange die Handfläche massiere und aktiv zuhöre, bis sie ruhiger wird und ihre Spannung selbst auf unter 7 schätzt.

Idealerweise sollte die Klientin selbst befähigt werden, ihre Spannung zu regulieren. Denn bei erfolgreicher Selbstkontrolle erntet sie positive Rückmeldungen aus dem Umfeld, und überdies wirkt sich der Selbstkontrollerfolg nach meinem Dafürhalten erheblich auf Selbstwirksamkeit und Autonomie aus. Es macht einen großen Unterschied, ob ich auf mein Umfeld angewiesen bin, um mich zu beruhigen, oder ob mir Mittel zur Verfügung stehen, dies selbst zu tun. Wenn jemand überwiegend auf eine Regulation von außen angewiesen ist, entspricht das dem emotionalen Entwicklungsstand eines Kleinkindes (Došen, 2018). Stehen demjenigen hingegen Möglichkeiten zur Selbstberuhigung zur Verfügung, ist es ihm möglich, sich unabhängig von anderen zu erleben und entsprechend auch auf anderen Gebieten in der emotionalen Entwicklung voranzuschreiten. Dies wiederum hat Auswirkungen auf das ganze System aus Mitbewohnern, Betreuern und Klienten. Einigen Klienten gelingt es nicht, diesen Zustand zu erreichen, diese benötigen die kontinuierliche Hilfe von außen (→ Emotionale Entwicklung, S. 69 ff.).

3.4.4 Anker

Worum geht es?

Die Klientin bekommt am Ende einer Sitzung einen kleinen Gegenstand mit, zur Erinnerung an eine wichtige Erkenntnis aus der Beratung. Der Inhalt wird mit dem Gegenstand sozusagen im Alltag „verankert".

Wie?

Als Anker eignen sich alle kleinen Gegenstände, die man im Idealfall leicht bei sich tragen kann. Ich achte darauf, dass sie nicht zu teuer sind, denn Anker sind immer Geschenke an die Klientin. Gut sind zum Beispiel Muscheln, Muggelsteine, Holzperlen, Murmeln, Buttons, Postkarten oder auch etwas, das symbolisch gut zu dem zu verankernden Inhalt passt:

Frau L. kam zu mir in Beratung, um an ihrem Durchsetzungsvermögen zu arbeiten. In einer Stunde bereiteten wir ein wichtiges Gespräch mit ihrer Mitbewohnerin vor, mit der Quintessenz, dass sie sich nicht ablenken lassen, sondern ihre Argumente alle nacheinander vorbringen wollte. Ich schenkte ihr ein Stück roter Schnur, als Erinnerung daran, den „roten Faden im Gespräch" nicht zu verlieren. Frau L. band es sich wie ein Armband um und erzählte bei der nächsten Sitzung sehr zufrieden von ihrem Gespräch mit besagter Mitbewohnerin.

Der rote Faden half Frau L. in dem Gespräch, sich an ihre Stärken und die erarbeiteten Inhalte zu erinnern.

Wann und wieso?

Immer wenn Klientin oder Beraterin das Gefühl haben, dass es nicht schaden würde, eine kleine Gedächtnisstütze zu haben, die die Beratung im Alltag in Erinnerung ruft.

Besonderheiten bei Lernschwierigkeiten

Die meisten meiner Klientinnen lieben es, wenn sie im wahrsten Wortsinn etwas „in die Hand“ bekommen, und können auch noch Monate oder Jahre später sehr genau beschreiben, wieso sie einen bestimmten Gegenstand bekommen haben und was er für sie im Alltag bedeutet. Anpassungen sind abgesehen von einem angepassten Sprachniveau nicht notwendig.

3.5 Aber die ist doch gar nicht da! – Von der Arbeit mit abwesenden Dritten

Im systemischen Denken spielt immer das ganze System eine Rolle. Oft sitzt aber nur ein Teil, vielleicht sogar nur eine einzige Person davon in der Beratung. In diesem Fall gibt es Möglichkeiten, die Abwesenden gedanklich miteinzubeziehen. In **Tue das Ungewöhnliche** entwickeln Sie eine Verschreibung[23], wie die Klientin beim nächsten Zusammentreffen auf eine andere Person reagieren kann. Wenn der oder die Abwesende bereits verstorben ist, kann der **Brief an einen Verstorbenen** eine hilfreiche Intervention sein. Nicht zu vergessen sind die **zirkulären Fragen** (→ S. 91 ff.) und die **Arbeit mit Skulpturen** (→ S. 83 ff.), die an anderer Stelle ausführlich erläutert wurden.

3.5.1 Tue das Ungewöhnliche

Worum geht es?

Manchmal verlaufen Interaktionen so vorhersehbar, als würden alle Beteiligten einem geheimen Regieplan folgen. Als Außenstehender kann man so einen Ablauf oft erkennen. Die Betroffenen dagegen sind belastet und zugleich völlig ratlos, wie sie etwas verändern könnten. Verhält sich einer der Interaktionspartner jedoch plötzlich auf unerwartete Weise, wird es unmöglich, den gleichen Ablauf beizubehalten, und die Interaktion muss sich neu gestalten. Es geht also darum, etwas Unvorhersehbares und Ungewöhnliches zu tun.

Hintergrund

Diese Intervention gründet auf der Annahme des zirkulären Denkens und der Systemverstörung (→ Systemische Eckpfeiler, S. 22 ff.). Es geht nicht darum, die Ursache zu finden, wieso sich A, B und C so verhalten, wie sie es tun, sondern darum, den Regelkreis des Verhaltens zu durchbrechen. Ein so aus der Ruhe gebrachtes System strebt erneut einen Zustand des Gleichgewichts an, was bedeutet, dass alle Systemmitglieder „sich bewegen" müssen und damit neue Interaktionen möglich werden.

---

23 „Verschreibung" nannte man in der Familientherapie die Hausaufgaben, die man den Patienten am Ende der Sitzung gab.

Wie?
Sie schlagen der Klientin ein Verhalten vor, das völlig vom normalen Ablauf abweicht, ja gar nichts damit zu tun hat. Es ist nicht wichtig vorherzusagen, was dadurch geschehen wird. Es kommt darauf an, den eingespielten Ablauf zu unterbrechen und darauf zu vertrauen, dass die Mitglieder des Systems in der Folge anders miteinander umgehen. Idealerweise hat das Ungewöhnliche eine humorvolle Komponente, bei der die Klientin richtig Lust bekommt, es einmal auszuprobieren. Das steigert die Wahrscheinlichkeit, dass sie sich tatsächlich auf die empfohlene Weise verhält, und nimmt der zu verändernden Interaktion die Schwere.

Frau O. klagte regelmäßig über eine Kollegin, die sie so böse ansähe, anstatt zu grüßen, so dass sie anschließend regelmäßig in Streit deswegen gerieten. Sie stelle diese Kollegin dann zur Rede, und diese behaupte, sie habe nicht böse geschaut. Ich empfahl ihr, beim nächsten Mal, wenn die Kollegin vermeintlich böse schaut, einfach ein kleines Liedchen zu summen, und wir probierten das Summen auch gleich aus. Beim nächsten Mal berichtete sie, dass es nun keine Probleme mehr gibt. (Ich weiß weder, ob Frau O. nun gesummt hat oder nicht, noch wie die Kollegin reagierte, aber der böse Blick war nie wieder Thema in der Therapie.)

Frau O. fand die Idee des Summens sehr amüsant. Wie Sie sehen, ist es nicht wichtig, was genau geschehen ist. Offensichtlich veränderte sich jedoch etwas in dem betreffenden System.

Wann und wieso?
Sie können die Methode anwenden, wenn Klienten von wiederkehrenden Streitigkeiten berichten, bei denen Sie als Außenstehender ein Muster zu erkennen meinen.

Besonderheiten bei Lernschwierigkeiten
Einer Klientin mit Normalbegabung würde ich vermutlich auf einer Metaebene erklären, wieso ich einen so ungewöhnlichen Vorschlag mache. Um dieser Erklärung folgen zu können, ist ein kognitives Niveau erforderlich, das eher dem Ende des Grundschulalters entspricht. Liegt dies nicht vor, beschränke ich mich darauf, das ungewöhnliche Verhalten einfach als Hausaufgabe aufzugeben. Voraussetzung dafür ist eine gute Be-

ziehung zur Klientin, denn es braucht das Vertrauen und die Offenheit, Vorschläge auch dann auszuprobieren, wenn die Klientin nicht recht nachvollziehen kann, wieso man sie ihr macht.

3.5.2 Brief an einen Verstorbenen

Worum geht es?

Stirbt jemand aus unserem Familien- oder Freundeskreis, ist Trauer eine normale und wichtige Reaktion. Bleibt bei der trauernden Person das Gefühl bestehen, man hätte dem oder der Toten noch etwas mitzuteilen gehabt, kann es hilfreich sein, dies in ritualisierter Form zu tun. Die Klientin nimmt in Gedanken noch einmal Kontakt auf, schreibt dem oder der Verstorbenen einen Brief, und gemeinsam wird entschieden, was mit diesem Brief geschehen soll.

Der Brief an den Verstorbenen eignet sich auch, wenn der Kontakt zu Lebzeiten schon lange abgebrochen war und man sich vor dem Tod nicht mehr aussprechen, geschweige denn versöhnen konnte oder wollte.

Wie?

Zunächst müssen Sie Ihrer Klientin vermitteln, weshalb es nicht völlig absurd ist, einen Brief an einen Toten zu schreiben. Dies gelingt meist gut, wenn man erklärt, dass manchmal noch Dinge ungesagt geblieben sind, die man im Leben nicht mehr klären konnte, die uns aber gedanklich beschäftigen und die nun einen Raum brauchen. Durch das Aufschreiben dieser Gedanken kann man besser Abschied nehmen. Eine Erklärung in leichter Sprache könnte folgendermaßen lauten:

„Das klingt jetzt vielleicht komisch. Aber wissen Sie, was in so einem Moment oft hilft? Wenn man dem Toten einen Brief schreibt. Wissen Sie, manchmal hat man ganz wichtige Sachen nie gesagt. Und die gehen einem dann nicht aus dem Kopf. Stellen Sie sich vor, XY könnte den Brief noch lesen. Was wollen Sie ihm dann sagen?"

Leitfragen für einen solchen Brief können sein:

- Was ich dir noch sagen wollte.
- Was ich von dir gebraucht hätte.
- Wofür ich dir dankbar bin.

Es ist ein großer Unterschied, ob man seine Wünsche direkt an den Verstorbenen adressiert oder ob man in der dritten Person darüber redet, was man sich von dem Toten gewünscht hätte, wenn Ihre Klientin also schreibt: „*Papa, du hättest mehr Zeit mit mir verbringen sollen*“ anstatt: „*Mein Vater hätte mehr Zeit für mich haben sollen*“. Wichtig ist, dass der oder die Verstorbene in dem Brief direkt angesprochen wird.

Anschließend überlegen Sie gemeinsam, was mit dem Brief geschehen soll. Er kann an einem bestimmten Ort aufbewahrt werden oder verbrannt oder zu einem Schiff gefaltet und in einen Fluss gesetzt werden – je nachdem, was der Klientin passend erscheint. Der Fantasie sind hier keine Grenzen gesetzt. Um den Gedanken des Abschieds zu betonen, sollte die Klientin den Brief nicht bei sich behalten und mit sich umhertragen, aber darüber ließe sich verhandeln. Die Lösung, den Brief in den Müll zu werfen, würde ich dagegen nicht akzeptieren, da dies eher einer Abwertung als einem Abschied gleichkäme.

Wann und wieso?

Die Methode eignet sich gut, wenn bei einem Trauerfall der Eindruck entsteht, es hätte noch etwas zu sagen gegeben. Dies muss nicht sofort nach dem Todeszeitpunkt sein. Auch wenn das Thema mit langer Verzögerung kommt, lässt sich nun ein Abschiedspunkt setzen.

Insbesondere bei Menschen, die von dem Verstorbenen Missbrauch oder Gewalt erfahren haben, stellt so ein Brief manchmal das erste Mal dar, dass die Verletzungen an die Adresse des Missbrauchers formuliert werden; solange die Person noch am Leben war, wäre eine Konfrontation nicht möglich gewesen. In so einem Fall muss sichergestellt sein, dass die Klientin ausreichend stabil ist und durch die gedankliche Konfrontation mit dem Täter keine akute Retraumatisierung zu befürchten ist. Ich vereinbare in solchen Fällen meist auch einen zusätzlichen kurzen Telefontermin mit ein oder zwei Tagen Abstand, um zu erfahren, wie es der Klientin geht, und biete gegebenenfalls einen Notfalltermin an.

Beim Durchführen des Abschlussrituals (was macht man mit dem Brief) werden oft starke Emotionen und anschließend eine tiefe Ruhe spürbar.

Besonderheiten bei Lernschwierigkeiten

Bei einem Brief stellt sich natürlich als Erstes die Frage, ob die Klientin schreiben kann. Sollte sie dies nicht oder nur bedingt können und der

Brief wird diktiert, kann die Intervention nur einen Teil ihrer Wirkung entfalten, da Sie als Aufschreibende ein Zwischenglied darstellen. Die Möglichkeiten, sich verbal auszudrücken, sollten mindestens auf einem Niveau liegen, auf dem einfache Hauptsätze möglich sind. Normalerweise braucht der Brief natürlich nicht in Anwesenheit der Therapeutin geschrieben zu werden; Klientinnen mit Lernschwierigkeiten profitieren aber in der Regel von dieser engen Begleitung: zum einen, weil der Auftrag so ungewöhnlich ist, zum anderen, weil es hilft, gemeinsam herauszuarbeiten, was die Klientin eigentlich sagen will, und man gegebenenfalls beim Formulieren helfen kann. Wie immer ist auch dabei ein achtsames Vorgehen angezeigt, damit in dem Brief auch wirklich die Inhalte der Klientin Platz finden und nicht aufgrund hoher Suggestibilität am Ende die Worte der Therapeutin aufgeschrieben werden. Grammatik, Satzbau und Rechtschreibfehler sind selbstverständlich völlig nebensächlich.

Auch das Abschiedsritual würde ich immer gemeinsam durchführen, um die Emotionen begleiten und gegebenenfalls auffangen zu können.

3.6 Ja wie denn nun? – Vom Umgang mit Ambivalenzen und ihrem Wert für die Selbstbestimmung

In ihren Anfängen basierte die Behindertenhilfe auf dem Prinzip der Fürsorge und damit einem Selbstverständnis professioneller Helferinnen als Ratgeber und Beschützer. Heute steht die Selbstbestimmung an erster Stelle. Wer selbstbestimmt leben möchte, muss in der Lage sein, eigene Entscheidungen zu treffen und Ambivalenzen auszuhalten. Der beraterische Beitrag besteht darin, den Menschen in der Entscheidungsfindung einen möglichst großen gedanklichen Freiraum zu bieten und ihnen unbeeinflusst, aber begleitet zu ihrer eigenen Entscheidung zu verhelfen. Die folgenden beiden Methoden erlauben es, Ambivalenzen darzustellen, zu betrachten und zu beurteilen.

3.6.1 Das innere Team anhören

Worum geht es?
Sicher kennen Sie das: Sie sollen eine Entscheidung treffen, und in Ihrem Inneren melden sich verschiedene Stimmen zu Wort, die ganz und gar nicht einer Meinung sind. Die folgende Methode ist an das „Innere Team" von Schulz von Thun angelehnt (Schulz von Thun, 2000); sie bietet den inneren Stimmen eine Gelegenheit, gehört zu werden und sich auszutauschen, und gibt damit der Klientin eine Entscheidungshilfe, auf welche der inneren Stimmen sie hören möchte.

Hintergrund
Schulz von Thun entwickelte die Metapher vom inneren Team, um damit intrapsychische Vorgänge der Kommunikation auszudrücken. Wie in einem Team geht er von einem Oberhaupt aus, einer „(begrenzt) steuerungsfähigen Koordinationsinstanz" (Schulz von Thun, 2000, S. 68) – einem Ich, das für Entscheidungen und die Kommunikation einer Person mit der Außenwelt zuständig ist. Daneben existieren die Teammitglieder, die „energiegeladene seelische Einheiten" (Schulz von Thun, 2000, S. 31) sind und wie in einem echten Team vom Oberhaupt gelenkt werden müssen. Kongruente Kommunikation ist möglich, wenn

das Ich gegenüber den anderen Anteilen eine wertschätzende Führung ausübt, der Mensch also im Reinen mit sich selbst ist (vgl. Schulz von Thun, 2000).

Wie?

Die meisten Menschen können mit der Metapher „Ein Teil von Ihnen möchte X, ein anderer Teil möchte Y“ etwas anfangen. Bei der Arbeit mit dem Inneren Team verleiht man diesen Anteilen eine Stimme, und sie sollen sich miteinander auseinandersetzen. Hilfreich ist es, die einzelnen Anteile zu visualisieren. Sie können Fotokarten oder Symbole nutzen, und die Klientin sucht sich aus einer Vielzahl von Fotos bzw. Symbolen diejenigen heraus, die zu ihrer Fragestellung passen. Oder Sie oder die Klientin zeichnen selbst die Figuren, die einen Anteil ausdrücken.

Wichtig ist: Jeder Anteil bekommt eine eigene Stimme, und die Sätze, die einem eingeflüstert werden und die durchaus handlungsbestimmend sind, werden ausgesprochen. Während ich hier am Schreibtisch sitze und dieses Kapitel schreibe, passiert in mir zum Beispiel Folgendes:

Meine innere Kritikerin ist durchaus geneigt, mir immer wieder mitzuteilen, dass ich dieses Buch nie fertigstellen werde und genauso gut gleich aufhören kann. Zum Glück gibt es da noch die Verbindliche, die darauf besteht, dass ich nun eben zugesagt habe, ein Buch zu schreiben, und auch noch diejenige, die Herausforderungen mag und sich ganz gerne mal reibt, um etwas zu schaffen, auch wenn es mitunter mühsam sein mag. Und dann ist da noch die Freizeitliebende, die das schöne Wetter draußen sieht und lieber spazieren gehen würde.

Indem mir diese Stimmen bewusst sind, kann ich mit mir selber Kompromisse schließen, beispielsweise einen Arbeitsplan aufstellen, der auch regelmäßige Spaziergänge vorsieht, und auf diese Weise handlungsfähig und produktiv bleiben.

Die Klientin entscheidet, welche Stimmen auftauchen und was sie sagen. Als Beraterin ermutige ich die Klientin, nach Stimmen zu suchen, frage nach, was deren Rolle ist, und helfe dabei, den Austausch lebendig werden zu lassen. Dazu können Sie alle Methoden nutzen, die zur Verfügung stehen, um die Dynamik zwischen Personen zu beleuchten:

- Symbole können wie in einer Skulptur (→ Skulpturen, S. 83 ff.) gelegt werden, und die Klientin erhält ein Bild der Beziehungen innerhalb ihres Inneren Teams – welche Anteile helfen sich gegenseitig, wer geht lieber auf Abstand?
- Die einzelnen Stimmen können zirkulär befragt werden (→ Zirkuläre Fragen, S. 91 ff.):
  - Gibt es jemanden, der dem Optimisten hilft, sich besser durchzusetzen?
  - Wenn der Kritiker und der Zweifler sich zusammentun, was macht dann in der Zwischenzeit der Optimist?
  - Welcher Anteil erscheint im Vordergrund, wenn Sie Schmerzen haben?

Wann und wieso?

Die inneren Stimmen sprechen zu lassen, ist immer dann hilfreich, wenn eine Entscheidungsfindung erschwert ist oder jemand sich selbst im Handeln blockiert. Es ist eine gute Möglichkeit, den Ambivalenzen, mit denen wir alle leben, Ausdruck zu verleihen und anzuerkennen, dass die meisten Fragen nicht mit einem einfachen Ja oder Nein zu beantworten sind.

Besonderheiten bei Lernschwierigkeiten

Bei einer leichten Intelligenzminderung funktioniert diese Methode sehr gut. Bei einer mittelgradigen Intelligenzminderung verlangt sie in meinen Augen zu viel Abstraktionsvermögen, so dass ich sie in diesem Fall nicht empfehlen würde.

Wie auch die Motivationswaage (→ S. 136 ff.) unterstützt diese Arbeit dabei, seinen eigenen Weg zu finden und damit weniger abhängig von Ratschlägen von außen zu sein, wie das folgende Beispiel anschaulich illustriert:

Eine Klientin kam zu mir und wollte wissen, ob sie eine Beziehung mit ihrem Arbeitskollegen eingehen und, wenn ja, wie sie das machen sollte. Ihre beste Freundin, ihre Erzieherin und ihre Mutter hatte sie schon gefragt, konnte sich jedoch immer noch nicht entscheiden. Statt ihr den nächsten Rat zu geben, half ich ihr, ihre verschiedenen Anteile zu Wort kommen zu lassen. Ich legte ihr Fotokarten mit Abbildungen von Menschen in verschiedenen Gemütszuständen vor, und sie gruppierte die gewählten Fotos um einen Mittelpunkt: ihr Erwachsenen-Ich. Die Frage lautete, welche ihrer Anteile eher raten würden, eine Beziehung einzugehen, und welche sie eher abhalten würden. Sie sollte alle Fotos wählen, die zu dieser Frage passten. Eine konkrete Entscheidung, wie sie mit dem jungen Mann umgehen sollte, traf sie zunächst nicht. Als ich sie am nächsten Tag zufällig traf, erzählte sie mir, sie sei noch am selben Tag zu dem jungen Mann gegangen und habe ihn einfach gefragt, und jetzt seien sie ein Paar.

Materialtipp

Sabine Stahl hat in einem speziellen Beratungskonzept für Menschen mit Lernschwierigkeiten Bildkarten entwickelt, die zu einem inneren Team zusammengestellt werden können (Stahl, 2012). Von einer Theatergruppe aus Würzburg wurden zehn typische Persönlichkeitseigenschaften dargestellt und fotografiert. In ihrer Dissertation *So und So* zeigt Frau Stahl, dass diese Form der Beratung von Klienten mit Lernschwierigkeiten als hilfreich erlebt wurde. Die Karten können unter folgender Adresse bestellt werden: https://www.lebenshilfe.de/shop/artikel/innere-helfer/

3.6.2 Die Motivationswaage

Worum geht es?

Die Motivationswaage stammt ursprünglich aus der Suchtberatung und hat zum Ziel aufzuzeigen, dass kurzfristigen Vorteilen (z. B. Entspannung nach einer Flasche Schnaps) langfristige Nachteile (z. B. Leberzirrhose) gegenüberstehen. Die Vor- und Nachteile werden miteinander verglichen, um genügend Motivation aufzubauen, das problematische Verhalten zu ändern.

Man kann aber auch „wertneutral wiegen“, so dass die Klientin Vor- und Nachteile in all ihren Facetten wahrnimmt und aufgrund dessen eine Entscheidung fällt. Dann lautet die Botschaft: Egal wie ich mich entscheide, es gibt gute Gründe dafür!

Wie?

Eine Motivationswaage besteht immer aus einer Vier-Felder-Matrix mit folgenden Punkten:[24]

- Welche Vorteile hat es, das Problem zu lösen?
- Welche Nachteile hat es, das Problem zu lösen?
- Welche Vorteile hat es, das Problem nicht zu lösen?
- Welche Nachteile hat es, das Problem nicht zu lösen?

Beispielhaft illustriert **Tabelle 1** an einer Klientin, die abnehmen möchte und dabei immer wieder scheitert, wie dies konkret aussehen kann.

Für jeden Quadranten werden die Argumente der Klientin schriftlich und wertungsfrei gesammelt, ähnlich dem Vorgehen bei einem Brainstorming. Erst wenn alle Punkte notiert sind, nimmt die Klientin eine Bewertung vor. Das gesamte Thema wird wieder ins Auge gefasst und erwogen.

Wann und wieso?

In meinem Kontext setze ich die Waage vor allem dann ein, wenn die Klientin nicht weiß, ob sie sich für oder gegen etwas entscheiden soll, und ich dieser Ambivalenz Raum und Wertschätzung verleihen möchte.

Frau B. hatte eine Knieoperation vor sich. Sie wollte am liebsten in ein Krankenhaus ganz in der Nähe; ihr Umfeld aber bevorzugte ein auf diese Operationen spezialisiertes Krankenhaus in einer etwas weiter entfernten Stadt. Dies brachte Frau B. in Bedrängnis, weil sie nicht wusste, wie vehement sie versuchen sollte, ihren Wunsch durchzusetzen. Ich schlug ihr also die Waage vor, mit folgenden vier Quadranten:
1) Vorteile des nahen Krankenhauses,
2) Nachteile des nahen Krankenhauses,
3) Vorteile des weit entfernten Krankenhauses,
4) Nachteile des weit entfernten Krankenhauses.

Beim Ausfüllen wurde ihr deutlich, dass ihr Wunsch nach vertrauter Umgebung und erhöhter Wahrscheinlichkeit, Besuch zu bekommen,

---

24 Die Felder 1 und 4 bzw. 2 und 3 sind nur scheinbar redundant. Wenn Sie sie bei einer beliebigen Frage beantworten, sehen Sie, dass sich unterschiedliche Antworten herauskristallisieren.

Tabelle 1: Die Motivationswaage einer Klientin, die klären möchte, ob sie den Plan abzunehmen weiterverfolgt oder nicht.

Vorteile des Abnehmens	Nachteile des Abnehmens
• Hübscher • Weniger Atemnot • Beweglicher • Ich muss seltener duschen, weil ich besser rieche.	• Schlechte Laune • Hunger • Die anderen schauen komisch, wenn ich Diätessen hole. • Diätessen schmeckt scheußlich.
Vorteile des Nichtabnehmens	**Nachteile des Nichtabnehmens**
• Kein Aufwand • Keine Umstellung der Kochgewohnheiten notwendig • Kein mühsames Erlernen neuer Rezepte • Süßigkeiten beruhigen mich.	• Die Erzieher nörgeln weiter an mir rum. • Andere lachen mich aus. • Inkontinenz

dem Bedürfnis gegenüberstand, mit ihrem Umfeld in Harmonie zu bleiben. Sie entschied sich schließlich dafür, in das weiter entfernte Krankenhaus zu gehen, und hatte nun das Gefühl, dies selbst entschieden zu haben und nicht mehr nur zu tun, was das Umfeld von ihr wollte.

Die Motivationswaage ermöglichte in diesem Fall, dass Frau B. sich bewusst entschied, etwas zu tun, was ihr eigentlich widerstrebte, ohne sich dabei unmündig zu fühlen.

Ein anderer Einsatzbereich ist die klassische Variante: Wenn ein Verhalten trotz Veränderungswunsch bestehen bleibt, weil es unmittelbar zu großer Befriedigung führt und erst langfristig negative Konsequenzen bringt. Beispiele hierfür sind alle Süchte und selbstverletzenden Verhaltensweisen.

Besonderheiten bei Lernschwierigkeiten

Bei der Motivationswaage geht es um eine reine Sammlung; daher halte ich die Frage nach den Schreib- und Lesefertigkeiten der Klientin hierbei für zweitrangig. Kann sie nicht selber notieren, übernehme ich diese Aufgabe und lese die Argumente einfach immer wieder vor.

Wichtig ist, dass in jedem Quadranten mindestens ein Argument steht. Dies erfordert manchmal Beharrlichkeit von Seiten der Beraterin, weil man mit dieser Methode gewohnte Denkbahnen verlässt. Die Frage etwa, weshalb man nicht aufhören sollte sich zu ritzen, erscheint zunächst wenig sinnvoll. Hier können zirkuläre Fragen helfen („Was würden deine Mitpatientinnen sagen, wenn du zu ritzen aufhörst?“) oder auch vorsichtige Vorschläge („Und was machst du dann, wenn du das nächste Mal unter Spannung stehst?“).

Gerade bei emotional stark besetzten Themen ist die Variante hilfreich, die zunächst nur der Bestandsaufnahme dient. Das ist beispielsweise dann der Fall, wenn eine Klientin entscheiden muss, ob sie von zuhause auszieht oder ob sie eine andere gesetzliche Betreuerin möchte. Klientinnen mit Lernschwierigkeiten erleben häufig, dass eine wohlmeinende Umwelt bei Entscheidungen viele Ratschläge gibt und sie sich kaum noch ein Bild machen können, was sie eigentlich selbst möchten. Die Methode transportiert auch die Botschaft, dass jeder am besten weiß, was gut für ihn ist, und fördert die Selbstbestimmung.

3.7 Mehr Schwung! – Methoden jenseits einer rein sprachlichen Problembearbeitung

In westlichen Gesellschaften ist eine bevorzugte Problemlösestrategie die sprachliche Auseinandersetzung. Vielleicht kennen auch Sie das, dass man im Kopf ganze Dialoge formuliert, in denen man mit dem Chef redet, was man hätte sagen und erwidern sollen ... Manchmal führt dies in eine Sackgasse, und alles Im-Kopf-Gerede bringt einen nicht weiter. Alternativ zu solchen verbal orientierten Methoden stehen uns solche zur Verfügung, die den Körper und das Unterbewusste stärker aktivieren. Alle gestalterischen Therapiemethoden wie Kunsttherapie, Bewegungstherapie, Musiktherapie etc. nutzen diesen Zugang, und auch im systemischen Kontext gibt es Möglichkeiten, Lösungen jenseits der Sprache zu finden. Wenn man an Menschen mit Lernschwierigkeiten denkt und ein geistiges Entwicklungsalter sowie das Sprachniveau eines Drei- bis Siebenjährigen voraussetzt, wird schnell klar, dass ein solcher Weg hilfreich sein kann.

Ich habe Klientinnen, bei denen eine Sitzung aus 10 Minuten Gespräch über Aktuelles und aus 20 Minuten Fantasiereise besteht. In diese Fantasiereise kann ich wiederum Wissen aus dem vorangegangenen Gespräch und über Stärken und Defizite einflechten und ähnlich wie bei hypnotherapeutischen Techniken Impulse zur Lösung geben (Kaiser Rekkas, 2013). Ein längeres Gespräch wäre aufgrund der eingeschränkten Konzentrations- und Selbstreflexionsfähigkeit schwierig; trotzdem wird hier eine therapeutische Wirkung erzielt.

Entsprechend Ihren eigenen Kenntnissen ist es auch möglich, kurze Sequenzen einzubauen, die den Körper spürbar machen. Ich denke hier etwa an Yoga oder Qi Gong, Atem- oder Gleichgewichtsübungen. Passen Sie das Niveau der Übungen so an, dass nicht der sportliche Aspekt im Vordergrund steht, sondern die Klientin die Möglichkeit hat, in ihren Körper hineinzuspüren und neue Wahrnehmungen zu erfahren.

Im Folgenden stelle ich Ihnen einige Methoden vor, bei denen der körperliche Aspekt und das Gespräch miteinander verbunden werden: Bei **Walk and Talk** setzen wir uns gemeinsam in Bewegung, beim **Wuteimer** wird die Wut in Bewegung umgesetzt. In **Fantasiereisen** setzt sich die Klientin innerlich in Bewegung, und bei **der Arbeit mit dem Zeit-**

fluss bewegt sich die Klientin anhand eines Seils durch ihr Leben. Die Arbeit mit **Skulpturen** (→ S. 83 ff.) und dem **inneren Team** (→ Gestalterischer Umgang mit dem inneren System, S. 86 ff., Das innere Team anhören, S. 133 ff.) fallen ebenfalls in diese Kategorie.

3.7.1 Walk and Talk

Worum geht es?

Walk and Talk ist in Deutschland vor allem aus dem Coaching bekannt. Statt ein Gespräch im üblichen Beratungssetting durchzuführen, unterhalten sich die Gesprächspartner im Gehen. Dabei verändert sich die Dynamik des Gesprächs, der Körper wird aktiviert, die Atmung tiefer, der Blickkontakt verändert sich, man blickt gemeinsam „nach vorn".

Wie?

Walk and Talk funktioniert tatsächlich so einfach, wie es klingt: Man geht während des Beratungsgesprächs gemeinsam spazieren. Diese Settingveränderung erfordert in meinen Augen gewisse Rahmenbedingungen: Vorhanden sein sollte wenigstens ein bisschen Natur und die Möglichkeit, ein ungestörtes Gespräch zu führen, damit die Klientin nicht ständig das Gefühl hat, von Unbeteiligten „belauscht" zu werden.

Eine interessante Frage ist, wer bei dem Spaziergang die Führung übernimmt. Meist lasse ich die Klientin entscheiden, welchen Weg wir gehen, weil das die Autonomie erhöht. In seltenen Fällen, wenn es darum geht, Schutz und Geborgenheit zu erfahren, mache ich Vorschläge. Die zeitliche Verantwortung liegt in jedem Fall bei der Beraterin.

Wann und wieso?

Sich nicht unbedingt direkt ansehen zu müssen, ist sowohl bei aggressiv angespannten als auch bei sehr schüchternen Klientinnen für beide Seiten meist angenehmer. Im ersten Fall treffen wütende Ausbrüche nicht frontal auf die Beraterin. Im zweiten Fall lassen sich Gesprächspausen besser aushalten, weil das gemeinsame Gehen verbindet.

Für mich ist Walk and Talk die Methode erster Wahl, wenn eine Klientin hocherregt bei mir ankommt. Durch die Bewegung wird Anspannung körperlich abgebaut, es tritt fast automatisch ein gewisses Maß an Entlastung ein, so dass ein Gespräch möglich wird.[25] Bei sehr angespannten Personen kann man zusätzlich Bewegungselemente einbauen, die der Erregung Raum geben und körpertherapeutisch wirken. Sie können beispielsweise das Tempo beschleunigen, fest mit den Füßen aufstampfen oder raumgreifende Bewegungen machen.

Besonderheiten bei Lernschwierigkeiten

Für Personen mit sehr hoher Ablenkbarkeit ist die Methode wenig geeignet, da die vielen Reize in der Umgebung ein konzentriertes Gespräch unmöglich machen würden. Auch würde ich Walk and Talk nur im Zweiersetting anwenden. Naturgemäß wird es in der Bewegung schwierig, zusätzliches Material zur Visualisierung mitzuführen (→ Aufschreiben und Aufzeichnen, S. 66 ff.). Sollte dies im Kontakt häufig unterstützend eingesetzt werden, empfiehlt es sich, im Beratungszimmer zu bleiben.

3.7.2 Der Wuteimer

Worum geht es?

Normalerweise ist es in einer Beratung nicht üblich, dass man über eine nicht anwesende dritte Person schimpft. Der Wuteimer verordnet genau das, und zwar dann, wenn eine Klientin ganz in der negativen Sichtweise und der Wut auf eine Person gefangen ist. Wenn die Beraterin in so einem Fall versucht, mit allen Mitteln etwas Konstruktives zu entwickeln, entsteht möglicherweise eine Pseudokommunikation: Die Klientin verharrt in der Wut, und die Beraterin sucht nach der Ausnahme – eine symmetrische Eskalation, in der jede mehr des Gleichen tut. Dann bietet es sich an, der Klientin eine begrenzte Zeit zu geben, in der sie einfach nur schimpfen darf.

Wie?

Wenn Sie das Gefühl haben, die Kommunikation dreht sich wie in oben beschriebener Weise im Kreis, fordern Sie Ihre Klientin auf:

---

25 In einem ganz ähnlichen Sinne argumentieren Scherwarth und Friedrich in ihrem Buch über Traumapädagogik. Auch sie empfehlen körperliche Bewegung bei traumatisierten Klienten ausdrücklich zum Spannungsabbau (vgl. Scherwarth & Friedrich, 2012).

„Ich sehe schon, es ist wichtig, dass Sie Ihrer ganzen Wut/Enttäuschung einmal ordentlich Luft machen. Dann schimpfen Sie jetzt die nächsten fünf Minuten einfach mal drauflos.“

Die Intervention wird verstärkt, indem Sie einen Eimer und Bauklötze aufstellen und die Klientin auffordern, jede Aussage mit dem Wurf eines Bauklotzes in den Eimer zu unterstreichen. Das macht in der Regel richtig Krach und verleiht der Wut noch mehr Ausdruck.

Wenn die Klientin der Aufforderung nachkommt und dadurch einen Spannungsabbau erlebt, können Sie hinterher die Beratungsstunde fortsetzen, und in der Regel ist dann ein konstruktiveres Arbeiten möglich. An dieser Stelle bietet sich ein gemeinsames Nachdenken darüber an, wie die Klientin ihre Wut im Alltag äußert und welche adäquaten Möglichkeiten im Umgang mit ihrer Wut sie für sich erarbeiten möchte. Genauso gut kann es jedoch vorkommen, dass die Klientin der Aufforderung nicht nachkommt, sondern stattdessen die betreffende Person verteidigt oder nach anderen Lösungsmöglichkeiten sucht. Dies liegt unter anderem darin begründet, dass die dezidierte Anweisung, schlecht über jemanden zu sprechen, den meisten Menschen unangenehm ist. Zudem validieren Sie die Wut mit der Erlaubnis zu schimpfen (→ Validierung, S. 155ff.), und die Klientin braucht Sie nun nicht weiter davon zu überzeugen, dass sie zornig ist. Unabhängig davon, ob die Klientin der Aufforderung nachkommt oder nicht, wird Spannung abgebaut, und der rein emotionalen Ebene der Wut wird eine distanziertere, rationale Ebene entgegengesetzt. Der Spannungsabbau erfolgt durch das körperliche Ausagieren der Wut mit dem Werfen von Bauklötzen oder auch durch die Irritation der Klientin, wenn sie sich fragt: „Was will die Beraterin denn jetzt von mir?!“

So erlebte ich es bei Frau P., die sehr erbost über ihre Mutter war. Ich versuchte zunächst, mit Frau P. Problemlösestrategien zu erarbeiten, wie sie auf die empfundene Bevormundung reagieren könnte – was jedoch nur zu der Aussage führte, dass man mit der Mutter sowieso nicht reden könnte, und zu noch mehr Beispielen, wie diese sie bevormunde. Also griff ich schließlich zum Wuteimer. Der erste Baustein wurde zögerlich geworfen, und meine Aufforderung, doch noch fester zu werfen und endlich mal zu schimpfen, führte dazu, dass die Klientin meinte, so schlimm sei es nun auch nicht, und sie fahre doch ganz gerne zu ihrer Mutter.

In dem Moment, als Frau P. keinen Baustein in die Hand nehmen wollte, musste sie sich innerlich von ihrer Wut lösen, um mit mir zu diskutieren, und eine Distanz zum Gefühl war geschaffen.

Wann und wieso?

Der Wuteimer bietet sich an, wenn die Beratung stagniert, weil beide Seiten die eigenen Argumente nur noch in abgewandelter Form wiederholen – so als wollte die Beraterin Walzer tanzen, während sich die Klientin für Tango entschieden hat. Das Angebot der Beraterin, eine Runde Tango mitzutanzen, führt zu einem gemeinsamen Tanz – und anschließend legen beide dann vielleicht doch noch einen Walzer oder stattdessen eine Rumba aufs Gedankenparkett.

Besonderheiten bei Lernschwierigkeiten

Klientinnen mit Lernschwierigkeiten benötigen manchmal Unterstützung beim Abbau von Erregung, damit eine konstruktive Arbeit möglich wird. Die Fähigkeit, sich von einem Gefühl zu distanzieren und auf einer rationalen Ebene darüber zu sprechen, ohne dass man sich erneut emotional hineinbegibt, erfordert kognitive Fähigkeiten, die man nicht unbedingt voraussetzen kann. Daher muss man sich gegebenenfalls ganz unabhängig von Problem oder Lösung zunächst um eine Entspannung kümmern. Dafür eignet sich der Wuteimer hervorragend.

Möglicherweise müssen Sie die ersten Beispiele aus dem Gehörten selbst formulieren: *„Wie die Erzieher Sie behandeln, ist wirklich so gemein! Die verstehen Sie einfach nicht.“*

Essenziell für den Wuteimer ist, dass es um die Veränderung des kommunikativen Rahmens in der Beratungsstunde geht und nicht darum, sich mit der Klientin gegen die Erzieher zu verbünden (→ Neutralität, S. 35ff.)! Entsprechend ungeeignet ist die Methode bei Klientinnen, bei denen keine Spannungsabfuhr oder Distanzierung herbeigeführt wird, sondern die Wut weiter ansteigt.

3.7.3 Entspannungsübungen und Fantasiereisen

Worum geht es?

Entspannungsgeschichten und Fantasiereisen werden heutzutage allerorten eingesetzt, angefangen im Kindergarten bis ins Pflegeheim. Wirksame

Entspannung führt zu einer Reduktion von Muskelspannung und Herzfrequenz und zu vertiefter Atmung (Zimbardo, 1995). Möglich ist auch, die Klientin durch Erzählen einer Geschichte mit offenem Ausgang zu eigenen Lösungen anzuregen. Hier wird das Unterbewusstsein aktiviert, so dass kreative und überraschende Bilder entstehen, die im Alltag weiterwirken.[26]

Wie?

Ich beginne eine Fantasiereise meist mit einem kurzen Bodyscan, in den ich bereits Entspannungsphrasen einwebe:

„Du sitzt hier in meinem Büro und spürst deine Füße in den Schuhen, wie sie fest auf dem Boden stehen – du spürst, wie deine Beine auf dem Sessel aufliegen – wie dein Po auf dem Sessel ruht – wie dein Rücken von der Sessellehne gehalten wird –, und du spürst, wie du ganz hier ankommst und ruhig wirst. – Du spürst deine Hände auf den Armlehnen/auf deinen Beinen –, deine Arme sind weich und entspannt –, deine Schultern sinken nach unten und entspannen sich –, dein Kopf sitzt ruhig und entspannt auf deinen Schultern –, und auch in deinem Gesicht entspannt sich jeder kleine Muskel. – Mit jedem Ausatmen wirst du ruhiger, mit jedem Einatmen tankst du Ruhe. – Du kannst beobachten, wie deine Brust sich hebt, wenn du einatmest –, und wieder senkt, wenn du ausatmest –, und mit jedem Atemzug wirst du ruhig und entspannt.“

Wichtig ist, die genaue Körperhaltung der Klientin aufzunehmen und zu spiegeln. So entsteht ein sogenanntes Ja-Setting: Die Klientin spürt dem nach, was Sie sagen, kann dem zustimmen (z.B. die Arme auf der Armlehne) und hält entsprechend auch die Entspannungssätze für wahr.

Ein Bodyscan, sehr langsam vorgetragen und eventuell noch mit positiven Formeln durchsetzt, die sich auf berichtete Schmerzen beziehen, kann schon Entspannung genug sein:

Bei Klientinnen mit häufigen Bauchschmerzen beschreibe ich zusätzlich, wie gut der Darm funktioniert und dass der ganze Bauch seine Arbeit gut macht. Einer Klientin, die häufig über Schmerzen in der Brust klagt, beschrieb ich eine Sonne, die in ihrer Brust sitzt und Wärme ausstrahlt und die Brust weitet und entspannt.[27]

26 Die Rede ist hier von Fantasiereisen und nicht von Hypnotherapie, die eine gesonderte Ausbildung erfordert.

27 Bei körperlichen Beschwerden, die über längere Zeit bestehen, muss selbstverständlich eine medizinische Abklärung erfolgen. In den beschriebenen Fällen waren keine akuten somatischen Ursachen eruierbar.

Darüber hinaus kann man einen Bodyscan auch als Einleitung zu weiteren Imaginationen nutzen. Ich verwende gerne das Bild einer Reise ans Meer, untermalt mit einer Ocean Drum, oder die Reise an einen „sicheren Ort“, der exakt nach den Vorstellungen der Klientin gestaltet ist und an dem sie sich absolut sicher fühlt (vgl. Reddemann, 2005). Es gibt hervorragende Literatur für jedes Alter und viele Themen. Je mehr Geschichten man gelesen hat, desto eher kann man sie für die eigenen Klienten aufbereiten und fruchtbar machen. Im Fall von Frau L. nutzte ich eine Fantasiereise für einen kreativen Umgang mit ihren Ängsten:

Frau L. wünschte sich zur Entspannung eine Fantasiereise auf eine Insel, die sie bereits bei vorigen Fantasiereisen als einen Ort für sich entdeckt hatte, an dem sie sich wohlfühlte. Auf dieser Insel leitete ich sie an, einen Platz zu finden, an dem sie ihre Ängste ablegen könnte, wo diese gut verstaut und sicher wären und sie nicht mehr belästigen konnten. Sie packte sie in eine Kiste, band diese fest zu und hängte sie an einen Baum.

Wann und wieso?

Entspannungsübungen führen, wie der Name schon sagt, zu Spannungsabbau. Unter „Spannung“ verstehe ich hier nicht aggressiv getönte Spannung, die zu einem Impulsdurchbruch führen könnte, sondern eine erhöhte innere Unruhe, Sorge oder Ängstlichkeit.

Fantasiereisen dienen dazu, Lösungsbilder zu entwickeln, die dem Unterbewusstsein entspringen. Voraussetzung ist, dass die Klientin offen für ein solches Vorgehen ist; das hängt auf Seiten der Klientin vom Persönlichkeitstyp ab, auf Seiten der Beraterin davon, wie überzeugend Sie vom Nutzen einer Fantasiereise erzählen.

Eine klare Kontraindikation sind akute Psychosen und Patientinnen mit schwerer Borderline-Störung, weil eine tiefere Trance die kognitive Instabilität erhöht und man dadurch Gefahr laufen könnte, dass die Patientin dekompensiert (Revenstorf, 2009).

Besonderheiten bei Lernschwierigkeiten

Es gibt durchaus kritische Stimmen, was Tranceinduktion bei Menschen mit Lernschwierigkeiten angeht. Einige Ausbildungsinstitute (z.B. Ther-Medius) bezeichnen kognitive Beeinträchtigungen aufgrund der schwächeren kognitiven Kontrolle explizit als Kontraindikation für Hypnosen.

Kaiser Rekkas (2013) vertritt ihn ihrem Lehrbuch über Hypnotherapie dagegen die Ansicht, dass es außer bei sogenannten hysterischen Patientinnen keine Kontraindikation für Hypnose gibt. Zur Beurteilung, ob eine Fantasiereise mit einer Klientin möglich ist, halte ich mich an eine Aussage von Revenstorf: „Hypnotisiere nie Patienten, wenn zu befürchten ist, dass sie psychotisch dekompensieren können oder dass Du sie nicht mehr aus der Trance ‚zurückholen' kannst" (Revenstorf, 2009, S. 130). Wenn ich eine Klientin kenne, wenn sie im normalen Gespräch keine Gedankenzerfahrenheit zeigt und die therapeutische Beziehung gut ist, habe ich keine Bedenken, eine Fantasiereise anzuleiten. Ganz im Gegenteil, Entspannungs- und Fantasiereisen sind in meiner Arbeit häufig Bestandteil der Therapiesitzungen. Gelegentlich gibt es Klientinnen, die weniger profitieren als andere. In der Mehrzahl der Fälle habe ich aber, besonders bei Fantasiereisen mit dem Ziel der Entspannung, sehr positive Rückmeldungen bekommen. Meine Klientinnen stehen häufig unter hoher Anspannung und profitieren von dieser Entspannung, nach der sie gestärkt wieder in den Alltag gehen. Die Anleitung sollte ohnehin in einfacher, kurzer und positiver Sprache erfolgen (vgl. Kaiser Rekkas, 2013), und so bedarf es auch keiner sprachlichen Anpassung.

Bei einer anschließenden Exploration bleiben die Bilder oft eher einfach, und auch das Imaginieren von Lösungen wird weniger fantasievoll ausgestaltet, als man dies vielleicht von anderen Klienten kennt. Nutzt man die bekannten Körperanzeichen wie Tiefe und Frequenz der Atmung oder Lockerheit der Glieder, kann man während der Sitzung gut feststellen, wann Entspannung eintritt.

3.7.4 Zeitfluss

Worum geht es?

Die Klientin wird eingeladen, mit Hilfe von Seilen und Symbolen einen Blick auf ihr Leben zu werfen. Das Seil liegt aus wie ein Lebensfluss, der die Vergangenheit, die Gegenwart und die Zukunft zeigt.

Hintergrund

Diese Art, mit einem Seil zu arbeiten, hat Peter Nemetschek in Deutschland bekannt gemacht, nachdem er sie bei Milton Erickson in den USA kennengelernt hatte. In der Arbeit wird in dieser Tradition sehr stark auf die Zukunft fokussiert. Durch die Einführung zukünftiger Zeitpunkte wird eine „Lösungstrance" erzeugt: Der Klient befindet sich in einer Zukunft, in der die Lösung bereits eingetreten ist. Auf einer stärker erlebnisbasierten Ebene findet also eine ähnliche Arbeit statt wie bei Steve de Shazer mit der Wunderfrage (→ Wunderfrage, S. 104 ff.). Neurologisch gesehen wird durch das aktive Hineinversetzen in ein Lösungsszenario die ganzheitliche und unterbewusste Wahrnehmung aktiviert, was neue und bisher undenkbare Lösungsmöglichkeiten anstoßen kann (Theuretzbacher & Nemetschek, 2011).

Wie?

Ein Seil wird im Raum oder auf dem Tisch ausgelegt, um den Zeitfluss zu symbolisieren. Das eigene Lebensseil beginnt bei der Geburt und endet in einer noch offenen Zukunft. Wichtige Begleitpersonen kann man mit andersfarbigen Seilen dazulegen, und die Nähe der Seile zueinander stellt Nähe und Distanz zwischen Personen dar. Mit Gegenständen können Ereignisse im Zeitfluss markiert werden, zum Beispiel der Umzug in eine Wohngruppe, Einschulung, Beginn oder Ende einer Beziehung etc. Ist das Seil im Raum ausgelegt, kann man sich daran entlangbewegen, so dass das Vergehen der Zeit auch körperlich spürbar wird.

Wann und wieso?

Worauf man den Fokus in der Arbeit mit dem Zeitfluss legt, hängt ganz vom Auftrag der Beratung ab. Beispielsweise sind die folgenden Szenarien vorstellbar:

- eine chronologische Darstellung des Lebens, um den Lebensweg nachzuzeichnen;
- eine ressourcenorientierte Arbeit, bei der Zeiten herausgearbeitet werden, in denen sich die Klientin besonders lebendig gefühlt hat, Situationen, in denen sie XY bereits erfolgreich gemeistert hat, Erlebnisse in ihrem Leben, bei denen sie trotz XY gut zurechtgekommen ist, etc.;
- die Dokumentation von Entwicklungsschritten, beispielsweise eine abnehmende Frequenz an Psychiatrieaufenthalten, Fortschritte und Rückschritte im Alkoholkonsum etc.;
- die Würdigung kritischer Lebenssituationen.

In hypnotherapeutisch verwurzelten Schulen ist auch die Arbeit in die Zukunft üblich (Theuretzbacher & Nemetschek, 2011). Gefragt wird hier nach Handlungen, Gefühlen, Empfindungen, wenn man einen Punkt in der Zukunft erreicht hat, an dem das Problem überstanden oder gelöst ist, wenn man zum Beispiel den Schulabschluss geschafft oder das als schwierig empfundene Gespräch mit dem Chef überstanden hat.

Die Wahl der Symbole bleibt Ihren Klienten und Ihnen überlassen. Die Darstellung kann von Schrift auf Karten über neutrale Symbole wie Becher oder Muscheln zu eher emotional besetzten Symbolen wie Plüschtieren, Zeichnungen etc. reichen. Je nach Fragestellung kann eine Voreinteilung in kraftgebende und belastende Symbole hilfreich sein, etwa Blumen und Steine, wie sie in der narrativen Expositionstherapie (NET) für gute respektive traumatische Erfahrungen verwendet werden (Schauer, Nenner & Elbert, 2011).

Besonderheiten bei Lernschwierigkeiten

Voraussetzung für diese Art von Arbeit ist ein gewisses Maß an Abstraktionsfähigkeit: Was hat ein Seil mit meinem Leben zu tun? Ein Seil auf dem Tisch auszulegen, fällt leichter, als ein Seil im Raum zu platzieren und sich daran entlangzubewegen. Besonders schwer fällt Klientinnen mit Lernschwierigkeiten oft der Blick in die Zukunft.

3.8 Wie geht's denn so? – Emotionale Entwicklung fördern

Ausdifferenzieren und Benennen der eigenen Gefühle sind wichtige Schritte, um nicht von seinen Gefühlen beherrscht oder überrollt zu werden, sondern sie zu regulieren und die eigene Persönlichkeit weiterzuentwickeln. Die Arbeit mit Gefühlen begegnet einem daher in Beratung und Therapie immer wieder und das Kennenlernen der eigenen Gefühle stellt oft einen eigenen Therapieschritt dar. Die Bedeutsamkeit der emotionalen Entwicklung wurde bereits im Kapitel „Emotionale Entwicklung" näher dargestellt (→ S. 69 ff.). Hier folgen nun einige Methoden für die praktische Arbeit.

3.8.1 Erarbeiten von Emotionen

Worum geht es?
Wenn es darum geht, die Existenz und Darstellungsform verschiedener Gefühle sozusagen in Reinform zu erarbeiten, bieten sich als gutes Arbeitsmaterial Fotos, Piktogramme und Filme an.

Gefühle und Fotos
Vielen Menschen fällt es leichter, Gefühle bei anderen Menschen zu erkennen als bei sich selbst, etwa anhand von Mimik und Gestik auf einem Foto oder in Filmen (vgl. auch Elstner, Schade & Diefenbacher, 2012; Glasenapp, 2013). Ein erster Zugang besteht also darin, gemeinsam Fotos oder Filmausschnitte zu betrachten, in denen Emotionen eindeutig erkennbar sind und die man anhand von Körperhaltung, Mimik, Gestik und Situation gemeinsam analysieren kann. Sie können hierfür Fotos aus Zeitschriften verwenden oder speziell entwickelte Fotokarten. Während man früher fast nur Bilder fand, auf denen Kinder dargestellt waren, da das Thema viel in Kindergärten bearbeitet wurde, findet man inzwischen erfreulicherweise immer mehr Material, auf dem auch Erwachsene abgebildet sind.

Materialtipp
Ausdrucksstarke und deutlich erkennbare Fotos finden Sie beispielsweise bei den Colorcards von Speechmark oder den Bildimpulsen des

Heragon Verlags. Bei Filmen sind Zeichentrickfilme oder Komödien oft gut geeignet, da die Darsteller hier sehr überzeichnet spielen.
Lautet der Auftrag, Emotionen überhaupt zu erkennen und zu benennen, sollte man mit Portraits anfangen. Im nächsten Schritt können Sie Sequenzen mit mehreren Personen betrachten und die soziale Interaktion miteinbeziehen.

Rund um solche Fotos sind alle möglichen Fragen vorstellbar:

- Wie geht es der Person auf dem Bild, und woran erkennen Sie das?
- Was ist wohl vorher passiert? Was wird jetzt gleich passieren?
- Was würde dieser Person jetzt gut tun?
- Kennen Sie eine solche Situation auch? Wann hatten Sie das letzte Mal dieses Gefühl?

Gefühle und Piktogramme

Sie brauchen nichts weiter als Papier und einen Stift, um die Grundemotionen mit ein paar einfachen Strichen in der aktuellen Situation als Smiley zu skizzieren (**s. Abbildung 11**).

Häufig benutze ich auch Piktogramme von Pictoselector (https://www.pictoselector.eu/), einer kostenlosen Internetseite, auf der man sehr viele verschiedene Darstellungen von Gefühlen finden kann (es gibt z. B. auch Piktogramme für „verliebt"). Piktogramme sind also schnell verfügbar und leicht zu nutzen. Ob ich mich für ein Foto oder für ein Piktogramm entscheide, hängt jedoch noch von anderen Faktoren ab: Piktogramme sind abstrakter als Fotos und beanspruchen somit eine höhere kognitive Leistung, um sie mit der Realität in Verbindung zu bringen. Jedoch sind Piktogramme oft eindeutiger, weil sich die zu betrachtenden Merkmale

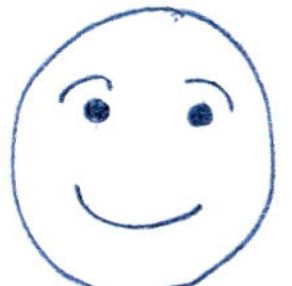
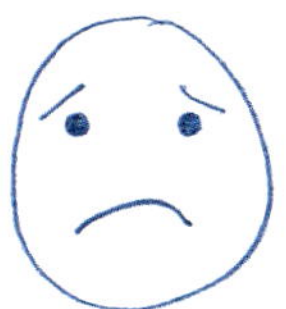
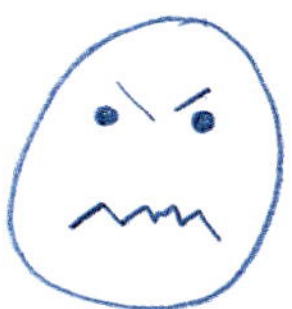
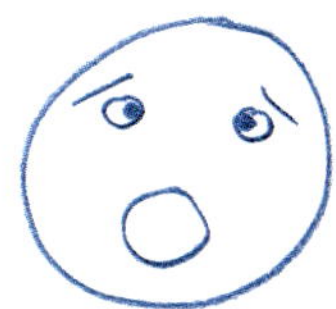

Abbildung 11: Ein lachender, ein trauriger, ein wütender und ein ängstlicher Smiley zur Bezeichnung von Gefühlen – nicht künstlerisch wertvoll, aber klar im Ausdruck.

auf Augen, Augenbrauen und Mund beschränken. Jemand, der das Erkennen von Gefühlen schematisch erlernen muss, wie dies oft bei Menschen mit einer Autismusspektrumstörung der Fall ist, tut sich mit Piktogrammen daher in der Regel zunächst deutlich leichter. Auch ist auf Piktogrammen meist nur ein einziges Gefühl dargestellt. Damit sind sie im Vergleich zu Fotos geeigneter für die klare Identifizierung der dargestellten Emotion, aber weniger geeignet zur Erforschung von Ursachen und Folgen. Emotional sind Piktogramme neutraler und weniger stark besetzt als Fotos. Bei Menschen mit einer Traumatisierung kann dies hilfreich sein, weil Fotos, auf denen starke Emotionen dargestellt sind, womöglich eine emotionale Überflutung auslösen.

Auf die Frage „Wie geht es dir heute?“ lautet die Antwort häufig: „Gut“ oder „Nicht gut“. Meine Erfahrung ist, dass Klientinnen ihre Gefühle genauer darlegen können, wenn ich ihnen verschiedenste Gefühlspiktogramme vorlege. Die simultane Darbietung mehrerer Gefühle erlaubt zudem ein ausführliches Betrachten und Abwägen. Zusätzlich gibt es mir als Beraterin die Gelegenheit, auf einen anderen, von der Klientin nicht genannten Smiley zu deuten und zu erklären: „Wenn ich dich so ansehe, habe ich das Gefühl, dieser hier müsste auch eine Rolle spielen, stimmt das?“

Gefühle und Puppen

Ist die Klientin offen für eine kindlich-spielerische Herangehensweise, eignen sich die „Kistenkobolde“, ein Marionettenstück der Augsburger Puppenkiste, hervorragend. Das 30-minütige Stück „Paula und die Kistenkobolde“ ist als DVD über Papilio zu beziehen. Die Grundemotionen werden hier von vier Kobolden dargestellt, die zunächst je eine Emotion in Reinform verkörpern und im Lauf des Films von dem Kindergartenkind Paula lernen, dass man bei Angst mutig werden kann und bei Trauer getröstet.

Auf mehrere Sitzungen verteilt, sahen Frau L. und ich uns jeweils im ersten Teil der Stunde gemeinsam einige Minuten des Videos an, wobei ich immer wieder anhielt, um kurze Sequenzen zu vertiefen, und zum Beispiel nachfragte, ob auch Frau L. so einen Bibberbold (den ängstlichen Kobold) manchmal in sich entdecken kann. Im zweiten Teil gingen wir auf eine Fantasiereise, bei der Frau L. unter meiner Anleitung für sich herauszufinden versuchte, wie sie diesen Bibberbold gut versorgen könnte – sprich, das herausgearbeitete Gefühl als Bestandteil ihrer Persönlichkeit akzeptieren.

Die Fantasiereise (→ S. 144 ff.) ermöglichte eine vertiefte Bearbeitung, insbesondere weil Frau L. mit dieser Methode vertraut war und sie gerne mochte. Gleichzeitig zeigt das Beispiel, wie kleinschrittig das Vorgehen manchmal ist: Den Film auf mehrere Male verteilt anzusehen, entsprach viel eher der Konzentrationsfähigkeit von Frau L., ebenso die Bearbeitung von nur einer Emotion pro Sitzung.

Gefühle im Kreis

Glasenapp hat eine Methode beschrieben, in der er Wut, Trauer, Angst und Freude in einem Kreis wie Kuchenstücke eintragen lässt (Glasenapp, 2013; **s. Abbildung 12**). Damit wird wunderbar verdeutlicht, dass diese vier Grundemotionen Bestandteile des Lebens sind und zu jedem Menschen gehören, wenn auch in unterschiedlichem Ausmaß.

Ich lasse Klientinnen den Gefühlskreis oft zeichnen, um eine Situation hinsichtlich der vorhandenen Gefühle zu betrachten.

Herr S. berichtete auf Nachfrage, es gehe ihm in der Wohngruppe nicht gut, konnte dieses Unwohlsein jedoch nicht weiter ausführen. Ich bat ihn, einen Gefühlskreis zu zeichnen, um herauszufinden, welche Gefühle besonderes stark in den Vordergrund treten. Weil die Wut den größten Anteil einnahm, überlegten wir, was ihn in der Wohngruppe gerade wütend machte, und es stellte sich heraus, dass er sich über seine Mitbewohner ärgerte, die wiederum einen anderen Mitbewohner in seinen Augen ungerecht behandelten. Daraufhin konnte er Strategien entwickeln, wie er damit umgehen wollte.

Gefühle in der dialektisch-behavioralen Therapie

Die dialektisch-behaviorale Therapie (DBT) wurde von Marsha Linehan ursprünglich zur Behandlung von Patientinnen mit Borderline-Persönlichkeitsstörung entwickelt (Linehan, 1996). Da auch bei dieser Klientel meist Schwierigkeiten in der Emotionsregulation bestehen, enthalten alle DBT-orientierten Manuale ein Kapitel über Emotionen. Bei Klientinnen mit einer leichten Intelligenzminderung ist eine angepasste Verwen-

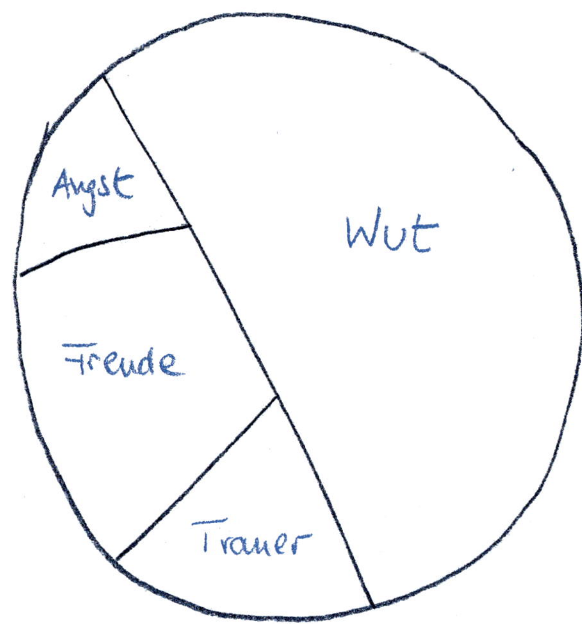

Abbildung 12: Kreis der Gefühle einer Klientin, die sehr viel Wut verspürt und kaum Zugang zu ihren Ängsten hat. (Es ist durchaus typisch für Klientinnen mit Lernschwierigkeiten, dass sie die Einteilung nicht von einem Mittelpunkt aus wie Kuchenstücke zeichnen, sondern so wie hier dargestellt; das tut der Methode keinen Abbruch.)

dung sehr gut möglich. Elstner et al. (Elstner, Schade & Diefenbacher, 2012) stellen ein adaptiertes Manual der dialektisch-behavioralen Therapie vor (das sogenannte DBToP-gB).

Materialtipp

Zum DBToP-Gb-Manual von Elstner und Kollegen gehören auch Vorlagen, auf denen die Grundgefühle von einer Theatergruppe mimisch dargestellt wurden und die mittels Ankreuzen als Gefühlstagebuch (→ Tagebuch, S. 119 ff.) geführt werden können (Elstner, Schade & Diefenbacher, 2012).

Die Erarbeitung von Gefühlen entsprechend dieser Manuale ist kognitiv anspruchsvoller als die anderen vorgestellten Methoden, denn sie beziehen die Ebenen, auf denen Gefühle auftreten, mit ein (Handlungsimpuls, körperliche Empfindung, Gedanken und Wahrnehmung).

Die Arbeit mit der Wut

Da sie mir in meinem Arbeitsalltag so oft begegnet, möchte ich auf die besondere Stellung der Wut verweisen. Zum einen verdeckt sie häufig Trauer oder Angst. Zum anderen wird ihr in der Regel nur ein marginaler Platz zugestanden. Die meisten Klientinnen (und auch viele Betreuer) wollen, dass sie einfach verschwindet, und zwar ganz, vollständig und für immer. Es ist unter Umständen ein spannender Prozess, zunächst die Bedeutung der Wut anzuerkennen und ihr dann einen angemessenen Platz zuzuweisen – also nicht die Wut an sich zu verbannen, sondern die Wutausbrüche zu kontrollieren lernen, die großen Schaden in den sozialen Beziehungen anrichten. Geeignete Methoden sind beispielsweise der gestalterische Umgang mit dem inneren Team oder der Notfallkoffer (S. 121 ff.).

3.8.2 Validierung, Anerkennung, Wertschätzung

Worum geht es?

Einfach gesagt: Es geht darum, das Erleben der Klientin in Worte zu fassen, die dahinterliegenden Gefühle zu benennen und beides als „wahr" anzuerkennen. Wenn ein Kind heranwächst, stellt die Validierung (auch „Spiegeln" genannt) einen wichtigen Baustein in der Persönlichkeitsentwicklung dar. Sie hilft dabei, eine gesunde Selbstwahrnehmung zu entwickeln und sich als ganzheitliche Person wahrzunehmen. Menschen mit Beeinträchtigungen erleben als Kind und auch als Erwachsene oft, dass ihre Umwelt sie anscheinend nicht versteht. Spiegeln von Gefühlen ermöglicht dann eine Art Nachreifung in der Persönlichkeitsentwicklung und steigendes Vertrauen in die eigene Wahrnehmung.

Validieren des Gegenübers ist keine spezifisch systemische Methode. Sie erhält im Kontext kognitiver Beeinträchtigung aber eine starke systemische Perspektive, denn sie unterstreicht den Gedanken, dass das, was die Klientin erzählt, die von ihr erlebte Wirklichkeit ist, selbst wenn diese für Außenstehende gelegentlich kaum nachvollziehbar ist – und damit befinden wir uns mitten in der Theorie des Konstruktivismus (→ Konstruktivismus, S. 30 ff.).

Wie?

Bei der Schilderung einer Situation konzentriere ich mich darauf, welche Gefühle und Ansichten dahinterstehen könnten, und versuche diese zu benennen und so lange zu schärfen, bis die Klientin mit einem Ja darauf antworten kann.

„Die Erzieher sind voll unfair, die geben mir nicht genug Taschengeld!" – „Du fühlst dich von den Erziehern ungerecht behandelt. Und du ärgerst dich, dass du nicht mehr Geld hast."

Anmerkung: Geld ist sehr oft Thema für Menschen, die in einer Werkstatt für Menschenmit Behinderung arbeiten, denn sie haben wirklich wenig Werkstattlohn und Taschengeld und müssen sich ihr frei verfügbares Geld genau einteilen. Oft ist die Einteilung noch zusätzlich erschwert durch unzureichende Rechenfähigkeiten. Das zu erklären, ist häufig Aufgabe der Betreuer. Beim Validieren geht es aber nicht um eine erneute Erklärung, sondern um die Anerkennung dessen, dass einfach nicht genug Geld da ist.

Wann und wieso?

Sprachlich eingeschränkte Personen haben häufig nicht die Worte, ihre eigenen Gefühle zu benennen, und sind ihren Gefühlsschwankungen daher umso mehr ausgeliefert. Indem man immer wieder eine emotionale Interpretation des Gesehenen anbietet, erreicht man eine weitere Differenzierung der Gefühle, so dass sich die Regulationsfähigkeit der Person erhöht. Denn: „Ein emotionales Vokabular ist die Voraussetzung für den Austausch über das emotionale Erleben" (Glasenapp, 2013, S. 108).

Kommen Klientinnen aufgrund eines vorausgegangenen Vorfalls im Alltag sehr wütend in die Beratungsstunde oder steigern sie sich bei der Schilderung eines Problems in Wut, versuchen sie eventuell, den Streit mit der Beraterin fortzuführen, obwohl er eigentlich ganz andere Personen betrifft. Hier kann Validierung deeskalierend wirken, weil sie die Dynamik unterbricht.

Ein erfreulicher Nebeneffekt besteht darin, dass das Gefühl, von jemandem richtig wahrgenommen zu werden, eine Ja-Stimmung erzeugt – und in der Folge eine verbesserte Beratungsbeziehung. Das wiederum eröffnet die Möglichkeit, auch ungewöhnlich erscheinende Interventionen einzuführen.

Besonderheiten bei Lernschwierigkeiten

Validierung bedarf keiner besonderen Anpassung in der Methode, allerdings einer besonderen Sensibilität auf Seiten des Beraters. Wenn auf

Seiten der Beraterin der Eindruck entsteht, es handle sich bei den geschilderten Problemen um Missverständnisse oder auch um rational unlogische Entscheidungen, kann dies dazu einladen, statt einer Validierung eine Erklärung anzubieten. Häufig führt dies aber nicht zur Entlastung, sondern bestärkt die Klientin darin, dass sie wieder etwas falsch verstanden hat oder wieder eine Person sie nicht versteht.

Bei manchen Ereignissen ist einem als Beraterin vielleicht auch einfach nicht klar, in welche Richtung die Emotion geht, die das Ereignis auslöst. Dann lohnt es sich, erst einmal nachzufragen.

Ein Klient erzählte mir, ohne zunächst erkennbare Regung, dass die langjährigen Gespräche bei seinem Psychiater nun beendet seien. Mir war nicht klar, ob er dies als Verlust und angstbesetzt oder voller Stolz auf seine psychische Stabilisierung erlebte. Erst die Nachfrage „Ist das jetzt gut oder schlecht?“ klärte, dass er stolz darauf war.

Hintergrund

Die Relevanz der Validierung vor konstruktivistischem Hintergrund hebt auch Sabine Stahl in ihrer Dissertation hervor (Stahl, 2012). Sie kommt in ihrer Konzeption der Beratung Erwachsener mit Lernschwierigkeiten zu dem Schluss, dass für ein Beratungskonzept folgende Punkte entscheidend sind:

„1. Konstruktivistische Theorie als Grundannahme.

„2. Keine unbedingte Ursachenforschung, sondern veränderte Aufmerksamkeitsfokussierung. Das bisherige ‚Leiden‘ wird unbedingt gewürdigt.

„3. Ziel ist es, eine stimmige Lösung für den Ratsuchenden zu erarbeiten.“ (Stahl, 2012, S. 120.)

3.9 Augen auf für den Prozess – von Verträgen und Verläufen

Die beiden hier vorgestellten Interventionen zielen weniger auf die Systeme der Klientin, also ihre Familie oder Wohngruppe ab, sondern auf das Subsystem, das Klientin und Beraterin bilden. Mit **Verträgen** werden Vereinbarungen und Regeln hinsichtlich der Beratung benannt. Auch das **Wahrnehmen von Veränderungen** bezieht sich explizit auf die Veränderungen im Beratungsprozess und betrachtet dessen Ziele und Ergebnisse.

3.9.1 Verträge

Worum geht es?
Uns allen sind mündliche und schriftliche Verträge bekannt. Hier ist die Rede von schriftlichen Verträgen, bei denen Beraterin und Klientin die Rahmenbedingungen und Regeln der Beratung gemeinsam aushandeln, schriftlich fixieren und unterschreiben. Vereinbarungen beziehen sich in der Regel nicht auf konkrete Ziele (z. B. „Ich höre auf zu rauchen“), sondern auf den Beratungsprozess selbst. Ein schriftlicher Vertrag erhöht die Verbindlichkeit und betont, dass beide Seiten etwas in die Beratung einbringen (müssen).

Hintergrund
Verträge, die Zusammenarbeit betreffend, verdeutlichen, dass ein neues System existiert, das aus Beraterin und Klientin besteht. In vielen Systemen bestehen Regeln implizit, ohne dass sie offen verhandelt worden wären. Trotzdem gibt es auch hier Vereinbarungen, die mehr oder weniger offen zu Tage treten und an die sich die Teile des Systems meist halten. Mit der Unterzeichnung eines Vertrages im Beratungssystem nutzt man die Chance, Regeln explizit auszuhandeln. Man macht damit transparent, was auch in der Kybernetik zweiter Ordnung benannt wird: Die Beraterin wird in dem Moment Teil des Klientensystems, in dem sie die Beratung beginnt (→ Konstruktivismus, S. 30 ff.). Sie kann sich nicht als neutrale Beobachterin zurückziehen und „von außen“ eine Heilung herbeiführen (Simon, 2008).

Wie?

Verträge können gleich zu Beginn verfasst werden, sobald die Übereinkunft entsteht, gemeinsam zu arbeiten. Oder man entwirft sie im Verlauf, wenn sich herausstellt, dass sehr viel Zeit damit verbracht wird, über die Beratungsbedingungen zu diskutieren. Folgende Punkte lohnt es sich dabei anzusehen:

Sollten Therapiezeit und -frequenz verhandelbar sein, stellt dies den ersten Baustein dar. Wenn nicht, halten Sie einfach die bei Ihnen üblicherweise geltenden Zeiten schriftlich fest.

Das Aushandeln von Rahmenbedingungen, die eine konstruktive Beratung ermöglichen, stellt den zweiten Teil des Vertrags dar. Hierfür gibt es keine festen Punkte, die abgearbeitet werden, sondern Sie können sich ganz am Bedarf des jeweiligen Prozesses orientieren. So kann beispielsweise mit einer Person, die oft zu spät kommt, ein pünktlicher Beginn festgeschrieben werden. Dies ist auch ein guter Zeitpunkt, um zu erarbeiten, wie eine Klientin in der Therapie *nicht* behandelt werden möchte *(„Was müsste ich tun, damit Sie die Beratung abbrechen oder sehr unzufrieden werden?“).* Ein weiterer Punkt kann ein Passus über die Schweigepflicht sein. Da in die Beratung von Menschen mit Lernschwierigkeiten meist mehrere professionelle Helfersysteme involviert sind, kann es sinnvoll sein, mit der Klientin die Modalitäten des Austausches zwischen diesen Helfersystemen festzulegen (→ Schweigepflicht, S. 61ff.).

Wichtig ist, dass beide Parteien einen Beitrag leisten und nicht nur die Klientin auf der Soll-Seite geführt wird. Die Therapeutin kann sich zum Beispiel verpflichten, Tipps zu geben, Arbeitsblätter auszuhändigen und dergleichen. Natürlich müssen beide Parteien mit den Regeln einverstanden sein und den Vertrag guten Gewissens unterzeichnen können. Sind alle Punkte in den Vertrag aufgenommen, wird er mit Datum von allen betroffenen Personen unterschrieben. Jede Person, die eine Unterschrift leistet, bekommt auch eine Kopie. **Abbildung 13** zeigt ein Beispiel für einen Vertrag in leichter Sprache.

Wann und wieso?

Mit dem Aushandeln der Rahmenbedingungen betritt man gelegentlich ein Gebiet, auf dem eine grundlegende therapeutische Arbeit beginnt, weil Beziehungsmuster angesprochen und verhandelt werden, die zum Persönlichkeitsbild der Klientin gehören.

Vertrag

Frau Hermes und Frau Milenka treffen sich einmal im Monat.
Das Treffen dauert 30 Minuten.
Wenn der Termin ausfällt, gibt Frau Hermes an der Pforte Bescheid.
Wenn Frau Milenka nicht kann, ruft sie Frau Hermes an.
Frau Milenka probiert die Tipps von Frau Hermes aus.
Frau Hermes erzählt nichts weiter.

Ludmilla Milenka Veronika Hermes

Abbildung 13: Beispiel für einen Vertrag in leichter Sprache.

Frau A. versuchte, möglichst hochfrequente und lange Gesprächseinheiten zu bekommen. Ein Nebeneffekt von häufigen Gesprächen war, dass sie sich mit den eigentlichen Konfliktpartnern in der Wohngruppe weniger auseinandersetzte. Die Vorgeschichte emotionaler Vernachlässigung in der Kindheit führte ferner dazu, dass sie sich durch eine Reduktion der Beratungsfrequenz sofort ungeliebt und abgewertet fühlte. Hier boten die regelmäßig erneuerten Verträge, in denen in gleichberechtigten Verhandlungen die Abstände zwischen den Gesprächen vereinbart wurden, die Möglichkeit, ein neues Bindungsmuster zu etablieren und aufzuzeigen, dass Verbindlichkeit und Wertschätzung nichts mit Häufigkeit zu tun haben.
Eine andere Klientin mit der Diagnose einer Borderline-Persönlichkeitsstörung, die immer wieder die Therapie aufkündigte und in der gleichen Woche wieder anfangen wollte und einen Ersatztermin wünschte, erlebte den Vertrag im ersten Moment regelrecht als Bedrohung und konnte sich nur zögerlich darauf einlassen, dass wir gemeinsame und verbindliche Bedingungen für unsere Gespräche aushandelten. Erst der Vertrag ermöglichte es jedoch, die Beziehung auf eine professionelle Ebene zu setzen, indem er verhinderte, dass das Borderline-typische Beziehungsverhalten in der Therapie reproduziert wurde.

Beide Beispiele zeigen, dass die Verhandlung des Vertrages weit über ein bloßes Aufschreiben von Frequenz und Anzahl der Sitzungen hinausging und er stattdessen ein Mittel war, um neue Interaktionsmuster einzuführen.

Eine weitere Gelegenheit, bei der oft Verträge eingesetzt werden, sind Gruppentherapien. Bekannt sind in diesem Zusammenhang die Verträge, die in einer DBT-Gruppe[28] von allen Teilnehmerinnen unterschrieben werden und die zum Beispiel Gespräche über selbstverletzendes Verhalten untersagen (Linehan, 1996).

Eine Besonderheit stellt der Non-Suizid-Vertrag dar: Eine möglicherweise suizidale Klientin verpflichtet sich schriftlich, sich bis zum nächsten Tag/zum nächsten Gespräch nichts anzutun und umgehend Bescheid zu geben, sollte sie das Gefühl haben, den Vertrag nicht einhalten zu können. Ein solcher Vertrag erfordert viel Erfahrung mit der Person und auch im Umgang mit einem so hohen Ausmaß an Gefährdung. Sind diese Voraussetzungen erfüllt, ermöglicht der Vertrag den involvierten Personen, einzuschätzen, ob eine akute Suizidalität vorliegt oder nicht. Im Zweifelsfall steht die Alarmierung des Notarztes natürlich an erster Stelle.

Besonderheiten bei Lernschwierigkeiten

Verträge sind nur dann sinnvoll, wenn die Klientin lesen und schreiben kann. Wichtig ist zu prüfen, ob die Klientin wirklich alles verstanden hat, was schriftlich niedergelegt wurde, und auch damit einverstanden ist. In der Regel tippe ich die Verträge vor der Unterschrift ab. Dabei achte ich auf ausreichende Schriftgröße (mind. Pt 14), kurze Sätze und Übersichtlichkeit (→ Leichte Sprache, S. 45 ff.).

Bei Menschen mit einer langen Heimgeschichte und/oder einer Bindungsstörung besteht oft große Angst, dass Termine seitens der Beraterin nicht eingehalten werden. Dies hat nichts mit der Beraterin zu tun, sondern mit den bisherigen Erfahrungen von Beziehungsabbrüchen. Diesen Ängsten kann man ein Stück entgegenwirken, indem man genau vereinbart, wie und wo sich die Beraterin meldet, wenn sie krank ist.

3.9.2 Veränderungen wahrnehmen

Worum geht es?

Die Methode, Veränderungen wahrzunehmen, könnte man auch „Evaluation der Therapie“ nennen. Am Ende einer Beratung oder bei Langzeit-

28 DBT steht für dialektisch-behaviorale Therapie, entwickelt von Marsha Linehan.

klientinnen in regelmäßigen Abständen ist es sinnvoll, gemeinsam zu betrachten, in welche Richtung sich die Beratung entwickelt, ob die erwünschten Fortschritte eintreten und das formulierte Ziel noch verfolgt wird.

Wie?

Der einfachste Weg ist es, ganz direkt nachzufragen: *Was hat sich in den letzten fünf Monaten verändert?* Sehr viel fruchtbarer werden die Antworten jedoch ausfallen, wenn Sie die Frage nach der Veränderung mit anderen Methoden kombinieren:

Mit einer Skalierung (→ S. 95 ff.) lässt sich erforschen, wie im Vergleich zum Therapiebeginn der Zustand jetzt eingeschätzt wird. Hat die Klientin ein Tagebuch (→ S. 119 ff.) geführt, kann man das Tagebuch auswerten und feststellen, ob Schwankungen, Verbesserungen oder Verschlechterungen aufgetreten sind. Sie können die im Lauf der Zeit angefertigten Skizzen oder Zeichnungen betrachten und gemeinsam überlegen, wie sich die Inhalte verändert haben.

Oder Sie können eine Veränderung, die Sie zu beobachten glauben, benennen und in ein Kompliment kleiden, beispielsweise weil die Klientin eine schwierige Situation nun eher zu ihrer eigenen Zufriedenheit gemeistert hat als zu Therapiebeginn oder weil sie regelmäßig etwas für ihre Gesundheit tut etc.

Das soziale Umfeld kann über zirkuläre Fragen (→ S. 91 ff.) einbezogen werden: „*Was denken Sie, hat Ihr Partner für eine Veränderung bemerkt?*" Damit erweitern Sie den Rahmen von der Einzelsitzung auf das System der Klientin und seine Interaktionen.

Wann und wieso?

Das Herausfinden von Veränderungen lässt sich in zweifacher Hinsicht nutzen. Auf der diagnostischen Ebene gibt es einen Hinweis, ob die Klientin Veränderungen wahrnimmt und welche das sind. Auf der intervenierenden Ebene kann man die Auswirkungen gemeinsam weiter erforschen: Vielleicht fühlt sich die Klientin in ihrem Weg bestärkt. Oder sie ist erstaunt, dass jemand anderem ein Wandel auffällt. Oder sie entscheidet sich dafür, dass das ursprünglich formulierte Ziel umgewandelt wird in ein anderes ...

Besonderheiten bei Lernschwierigkeiten

Weil ich häufig Langzeitklientinnen habe, nutze ich Hinweise auf Veränderungen häufig als Quelle für Ressourcen. Zu sehen, dass man sich im Sinne seines selbst formulierten Ziels verändert hat, gibt dem Selbstwert und vor allem der Selbstwirksamkeit einen ungeheuren Schub. Diesen wiederum kann man nutzen, um nach einem neuen Ziel zu suchen und auf dem beschwerlichen Weg der Veränderung weiterzugehen.

Frau R. kann ihre Spannung inzwischen so weit regulieren, dass sie bei Impulsdurchbrüchen zwar vielleicht noch Betreuer anschreit, aber nicht mehr, wie früher, Einrichtungsgegenstände zerstört. Sie genießt es sichtlich, wenn ich ihr meinen Respekt dafür ausspreche. Obwohl ihr Selbstbild sehr negativ ist, kann sie sich diese Leistung zugestehen und ist im Hinblick darauf stolz auf sich.

Der langjährige Psychiater von Frau A. stellte einmal bei einer Visite fest: „Früher waren Sie wie eine Atombombe, die mindestens dreimal am Tag explodiert ist. Und heute können wir Medikamente reduzieren!“

3.10 Auf Wiedersehen – Interventionen zum Abschluss einer Beratung

In diesem Kapitel finden Sie keine neuen Methoden. Vielleicht hängt das damit zusammen, dass ein Abschluss in der Beratung von Menschen mit Lernschwierigkeiten gar nicht so leicht fällt. Ich kann nicht sagen, ob in diesem Fall auch ich dem Fürsorgegedanken noch (zu) sehr verpflichtet bin und einer meiner inneren Anteile laut kundtut: „Man kann diese Menschen doch nicht ohne Beratung lassen!" Oder ob das Ende einer Beratung bei dieser Klientel tatsächlich schwerer zu bewerkstelligen ist. Doch gibt es geeignete Interventionen, um den Abschied bewusst zu gestalten. Da sie an anderer Stelle in diesem Buch schon dargestellt wurden, liefere ich hier nur eine kurze Übersicht:

Ein Rückblick auf die erreichten Ziele und Veränderungen sollte auf keinen Fall fehlen. In dem Kapitel **Veränderungen wahrnehmen** (→ S. 161ff.) finden Sie verschiedene Möglichkeiten, wie Sie dies unterstützen können. Eine andere Möglichkeit ist, den Verlauf der Beratung als **Zeitfluss** mit einem Seil darzustellen (→ S. 147ff.): Am Seil entlang werden Symbole für relevante Ereignisse während der Beratung gelegt und ihre Auswirkung auf das Leben der Klientin betrachtet. Die Arbeit mit dem Seil kann auch einen Ausblick auf die Zukunft enthalten, etwa welche Kriterien dafürsprechen würden, wieder eine Beratung aufzusuchen, oder was in der Zukunft genug Mut macht, um die Beratung jetzt abzuschließen. Ein **Anker** (→ S. 126ff.), verbunden mit dem für die Klientin wichtigsten und auch erreichten Ziel, kann ein schönes Abschiedsgeschenk sein.

Teil 4

4

Beraten in Einfacher Sprache

Dieses Buch erklärt, wie man gut beraten kann.
In diesem Teil werden Methoden in Einfacher Sprache erklärt. Methoden sind Tipps für die Beratung.
So können Berater mit Lernschwierigkeiten die Methoden selbst lesen und benutzen.
Leider ist noch nicht das ganze Buch in Einfacher Sprache geschrieben. Aber vielleicht ist das irgendwann möglich!

4.1 Einleitung

192 Länder aus der ganzen Welt haben sich zusammengetan. Gemeinsam heißen sie ‚Vereinte Nationen'.
Die Vereinten Nationen machen zusammen Politik und beschließen zum Beispiel wichtige Gesetze.
Die ‚Vereinbarung über die Rechte von Menschen mit Behinderung' ist so ein Gesetz.
In der Vereinbarung steht: „Durch die Vereinbarung sollen Menschen mit Behinderung **die gleichen Rechte wie alle Menschen haben**. So sollen Menschen mit Behinderung ein gutes Leben haben." (BMAS, 2011b, S. 9)
Auch die deutsche Regierung hat diese Vereinbarung unterschrieben. Das bedeutet: Deutschland muss Angebote für Menschen mit Behinderung unterstützen.
Zum Beispiel: „Deutschland unterstützt einen Verein. Dort beraten Menschen mit Behinderung andere Menschen." (BMAS, 2011b, S. 28)
Das bedeutet: Deutschland muss Menschen mit Behinderung helfen, dass sie Beraterinnen und Berater werden können.
Und Deutschland muss Stellen bezahlen, wo Menschen mit Behinderung andere Menschen beraten können.
Auch Menschen mit Lernschwierigkeiten sollen Berater werden. Aber es gibt noch nicht viele Texte in Einfacher Sprache dazu.
Die Methoden sind in Einfacher Sprache erklärt und **nicht** in Leichter Sprache.
Viele Menschen mit Lernschwierigkeiten können Texte in Einfacher Sprache gut verstehen.
Manche Sachen waren in Einfacher Sprache besser zu erklären.
Deswegen habe ich mich für Einfache Sprache entschieden.

Frauen und Männer können Berater werden. Frauen und Männer können Rat suchen.
Im Text benutze ich manchmal die männliche und manchmal die weibliche Sprache.
Ich meine damit aber immer Frauen **und** Männer.
Für den Text habe ich mit dem Büro für Leichte Sprache Bethel zusammengearbeitet.

Ich habe schon viele tolle Beraterinnen und Berater mit Lernschwierigkeiten kennengelernt. Ich hoffe, das Buch hilft ihnen!
Und ich freue mich, dass der Verlag gesagt hat: wir machen einen Teil in Einfacher Sprache. Weil es noch viel zu wenig Beratungs-Tipps in Einfacher Sprache gibt.

4.2 Das ist wichtig in einer Beratung

In einer Beratung steht immer die Person im Mittelpunkt, die einen Rat sucht. Diese Person heißt auch „Ratsuchender".
Wenn jemand das erste Mal in eine Beratung kommt, muss man einen guten Kontakt finden.
Man muss so sprechen, dass der Ratsuchende einen gut versteht.
Man muss nachfragen, ob man als Berater alles richtig verstanden hat.
Das muss man während der Beratung immer wieder tun.
Man nennt das: aktives Zuhören.
Dann muss man herausfinden: was möchte der Ratsuchende erreichen?
Das nennt man auch Auftrags-Klärung.

Beraterinnen helfen der ratsuchenden Person, ihre **eigene** Lösung zu finden.
Manchmal hat die Beraterin vielleicht eine Idee für eine Lösung. Das bedeutet aber **nicht**, dass das auch eine gute Idee für den Ratsuchenden ist.
Als Beraterin muss man **nicht** für alles eine Lösung haben.
Am besten ist: dem Ratsuchenden fällt selbst eine Lösung ein.
Die Beraterin hilft nur dabei.
Dafür sind die Methoden in diesem Buch beschrieben.

Damit eine Person eine Lösung finden kann, sind ihre Stärken sehr wichtig.
Eine Stärke ist alles, was man gut kann.
Ein anderes Wort für Stärke ist: Ressource (man spricht das: Re-sur-se).
Viele Methoden aus diesem Buch helfen dabei, dass eine Person merkt: „Ach, das sind meine Stärken!"

In der Beratung benutzt man manchmal sprachliche Bilder. Das bedeutet: man beschreibt etwas, was auf den 1. Blick nichts mit dem Problem zu tun hat.
Das Bild hilft dabei, dass der Ratsuchende das Problem oder die Lösung besser versteht.

Hier sind Beispiele:

- Man sagt Diamantkraft (siehe Seite 175). Man meint damit bestimmte Sachen, die eine Person kann.
- Man legt ein Seil auf den Boden. Man stellt sich vor, das Seil wäre das Leben der Person (siehe Seite 179).

Solche Bilder helfen dabei, dass wir auf neue Ideen kommen. Sehr wichtig ist: Die andere Person muss das Bild verstehen.

Diese Sachen können in der Beratung helfen:

- Papier und Stifte, damit man etwas aufmalen oder aufschreiben kann.
- Ein Seil, wenn man einen Zeit-Fluss machen möchte (siehe Seite 179).
- Fotos oder Postkarten, wenn man ein Bild für etwas hinlegen möchte.
- Manchmal ist es gut, wenn man in der Beratung spazieren geht. Frische Luft hilft beim Denken.
- Wenn der Ratsuchende sehr wütend oder aufgeregt ist, kann spazieren gehen helfen. Man kann sich dann besser abregen.

4.3 Methoden

Wenn man Beraterin werden möchte, ist es wichtig, dass man eine Weiter-Bildung besucht. Dort lernt man, wie gute Beratung geht.
Und es ist wichtig, dass man nachlesen kann:
Welche Methoden gibt es?
Wie wende ich sie an?
Wann kann ich sie gebrauchen?
Solche Methoden werden hier beschrieben.

4.3.1 Netzwerk-Karten

Netzwerk bedeutet: viele Menschen helfen oder arbeiten zusammen.
Probleme lassen sich leichter lösen, wenn man **nicht** allein ist.
Pläne lassen sich leichter umsetzen, wenn man **nicht** allein ist.
Mit einer Netzwerk-Karte findet man heraus:

- Welche Menschen sind für die Ratsuchenden wichtig?
- Welche Menschen können den Ratsuchenden bei der Lösung helfen?

Auf Seite 81 sieht man, wie so eine Netzwerk-Karte aussehen kann.

Der Berater hilft dem Ratsuchenden dabei, niemanden aus dem Netzwerk zu vergessen. Deshalb fragt der Berater **verschiedene Bereiche** ab. Man überlegt, wer wichtig ist

- in der Familie
- in der Arbeit
- im Wohnen
- in der Freizeit

Man kann auch fragen:

- Welche Menschen sind Ihnen wichtig?
- Wen fragen Sie um Rat, wenn Sie nicht weiterwissen?
- Wer kann Ihnen helfen, wenn Sie das Problem lösen wollen?

Man muss die Netzwerk-Karte unbedingt **aufschreiben oder aufzeichnen**.
In einem Buch von der Lebenshilfe gibt es gute Tipps, wie man eine Netzwerk-Karte machen kann. Das Buch heißt: Gut Leben (Emrich, Gromann & Niehoff, 2012)

4.3.2 Fragen nach den Stärken

Ein Berater muss immer herausfinden: welche Stärken haben die Ratsuchenden?
Alle Menschen haben viele Stärken.
Wer sich stark fühlt, kann etwas Neues ausprobieren.
Wer sich stark fühlt, kann eine Lösung für sein Problem finden.

Hier ist eine Liste mit Fragen, die helfen, Stärken herauszufinden:

- Was haben Sie bisher in Ihrem Leben geschafft?
- Waren Sie schon mal in einer ähnlichen Situation? Wie haben Sie das damals geschafft?
- Wie haben Sie es geschafft, dass Sie nicht aufgegeben haben?
- Sie haben ja heute einen Termin bei mir. Das bedeutet: Sie wollen etwas ändern. Woher haben Sie die Energie?
- Was mögen Sie besonders gerne an sich?
- Was können Sie besonders gut?
- Worauf sind Sie stolz in Ihrem Leben?
- Wie schaffen Sie es, dass das Problem manchmal nicht da ist?
- Wenn Sie das geschafft haben: Was hat Ihnen am meisten dabei geholfen?
- Was können Sie noch lernen, was Ihnen bei Ihrem Problem hilft?
- Was mögen andere besonders gerne an Ihnen?
- Was sagen andere, was Sie besonders gut können?

Man kann sich auch ausdenken, dass ein **Wunder** passiert ist.

Man fragt: „Stellen Sie sich vor, ein Wunder ist passiert. Und ihr Problem ist gelöst. Was ist dann anders? Was tun Sie? Woran merken Sie, dass ein Wunder passiert ist?"
Man kann sich gemeinsam ausmalen, wie die Zukunft nach dem Wunder aussieht.

Man kann auch fragen: „Wann tritt das Problem **nicht** auf?"
Dann findet man Zeiten, in denen es dem Ratsuchenden besser geht.
Dann kann man überlegen: wie kann es öfter solche Zeiten geben?

4.3.3 Diamant-Kräfte

Der Ausdruck Diamant-Kräfte ist ein sprachliches Bild. Damit soll gesagt werden: auch Krisen sind wichtig im Leben.
Ein Diamant ist ein sehr teurer und schöner Edelstein.
Er besteht aus dem gleichen Stoff wie Kohle. Niemand würde sagen, dass Kohle schön ist!
Sehr viel Druck macht aus einem Stück Kohle einen schönen und kostbaren Diamanten.
Ähnlich ist es bei uns Menschen. Manchmal gibt es auch sehr viel Druck auf uns.
Zum Beispiel: wir haben viele Probleme im Leben.
Oder: das Leben ist schwierig für uns.
Das Gute daran ist: Menschen können auch Druck aushalten.
Druck fühlt sich nicht gut an. Aber wenn man die schwierige Zeit geschafft hat, merkt man oft: jetzt bin ich stärker geworden.
Das sind unsere Diamant-Kräfte.

Diese Fragen helfen, die Diamant-Kräfte zu finden:

- Wann haben Sie schon einmal Druck ausgehalten?
- Wann haben Sie eine schwierige Lage geschafft?

Und vor allem:

- Wie haben Sie das geschafft?
- Wer hat Ihnen dabei geholfen?
- Was haben Sie dabei gelernt?
- Welche Kräfte haben Sie dabei bei sich entdeckt?

Die Antworten auf diese Fragen helfen bei der Suche nach einer Lösung. Auch wenn das Problem jetzt ein ganz anderes ist. Die Diamant-Kräfte kann uns niemand wegnehmen. Sie sind immer da!

4.3.4 Skalierung

Mit einer Skala kann man etwas messen. So wie mit einem Maßband oder mit Schulnoten.
In einer Beratung spricht man oft über Sachen, die man eigentlich **nicht** messen kann.
Zum Beispiel über Gefühle oder über einen Wunsch oder über Schmerzen.
Man möchte herausfinden: wie stark ist das Gefühl oder der Wunsch oder der Schmerz.
Dafür kann man eine Skala benutzen. Eine Skala geht meist von 1 bis 10.
1 bedeutet: fast gar nicht.
10 bedeutet: so stark, wie man es sich nur vorstellen kann.
Alle anderen Zahlen dazwischen gibt es auch. Eine Skala kann aussehen wie diese hier (s. **Abbildung 14**).

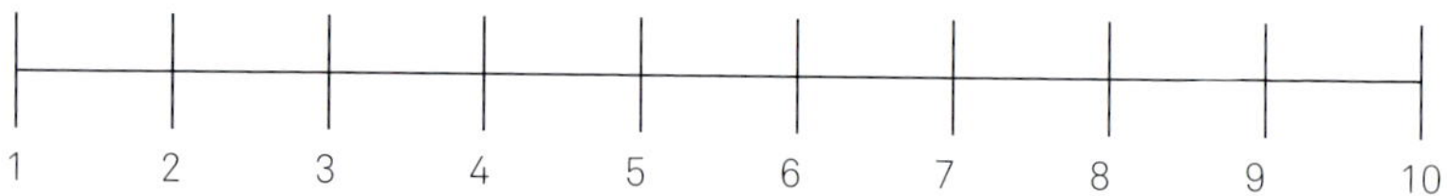

Abbildung 14: Eine Skala mit den Zahlen 1 bis 10

Hier ist ein Beispiel:
Frau H. sagt: „Ich habe Kopfweh". Dann weiß man nicht, wie stark das Kopfweh ist.
Man kann fragen: „Auf dieser Skala, wie stark ist das Kopfweh? 1 heißt gar kein Kopfweh. 10 heißt so starkes Kopfweh, wie man es sich nur vorstellen kann."
Wenn Frau H. sagt: „Das Kopfweh ist bei 8" – dann weiß man: es ist sehr schlimm.

Wichtig: Die Ratsuchende hat immer Recht, wenn sie sich selbst einschätzt!
Am besten ist: man zeichnet eine Skala auf.

Wenn die Ratsuchenden die Zeichnung sehen, ist es einfacher.

Hier ist noch ein Tipp, wann eine Skala gut ist:
Menschen mit einem Problem denken oft: das Problem ist da oder das Problem ist weg. Dazwischen gibt es nichts.
Das stimmt meist **nicht**. Es gibt fast immer etwas dazwischen.
Eine Skala zeigt: viele Probleme können mehr oder weniger stark da sein.

Hier ist ein Beispiel:
Frau H. sagt: „Mein Kopfweh ist bei 9." Dann kann Frau H. an diesem Tag vielleicht nicht arbeiten.
Am nächsten Tag ist das Kopfweh bei 3. Dann hat Frau H. ein bisschen Kopfweh. Aber sie kann trotzdem arbeiten.
Frau H. merkt: das Kopfweh ist nicht immer gleich. Ich kann Sachen machen, auch wenn ich Kopfweh habe.

Hier ist noch ein Tipp, wann eine Skala gut ist:
Eine Skala kann helfen, dass man merkt: man muss nicht alles auf einmal schaffen.
Man kann es Schritt für Schritt machen.

Hier ist wieder ein Beispiel:
Herr M. möchte ausziehen, aber er traut sich noch nicht so richtig. Man kann Herrn M. fragen, wie weit er auf einer Skala von 1–10 schon ist.
1 heißt: ich traue mich noch überhaupt nicht. 10 heißt: morgen ziehe ich aus.
Herr M. sagt: „Bei einer 3"
Dann kann man überlegen:
Wie hat Herr M. es schon geschafft, dass er bei 3 ist?
Was muss Herr M. lernen, damit er bis zu einer 4 kommt?

Was hat Herr M. gelernt, wenn er bei der 5 ist?
Wer kann ihm dabei helfen?
Dann merkt Herr M.: ich muss nicht gleich alles auf einmal können. Ich kann mir einen Plan machen. Ich kann Schritt für Schritt voran gehen.

Manche Menschen kennen Zahlen gar nicht oder nicht so gut.
Dann kann man zum Beispiel eine Ampel als Skala nehmen.
Grün bedeutet: Das Problem ist fast gar nicht da. Oder: Lösung gefunden
Gelb bedeutet: Ein bisschen. Ich bin auf dem richtigen Weg.
Rot bedeutet: Das Problem ist sehr stark. Keine Lösung in Sicht.

4.3.5 Zeit-Fluss

Manchmal hilft es dem Ratsuchenden, wenn er über sein Leben sprechen kann. Dann ist dies eine gute Methode:
Ein Seil kann ein Bild für das ganze Leben sein.
Man legt ein Seil auf den Boden oder auf den Tisch.
Am Anfang von dem Seil ist die Geburt, irgendwo in der Mitte ist Heute und am Ende von dem Seil ist der Tod. Dazwischen ist alles, was in unserem Leben passiert ist.
Abbildung 15 zeigt, wie ein Zeit-Fluss aussehen kann.

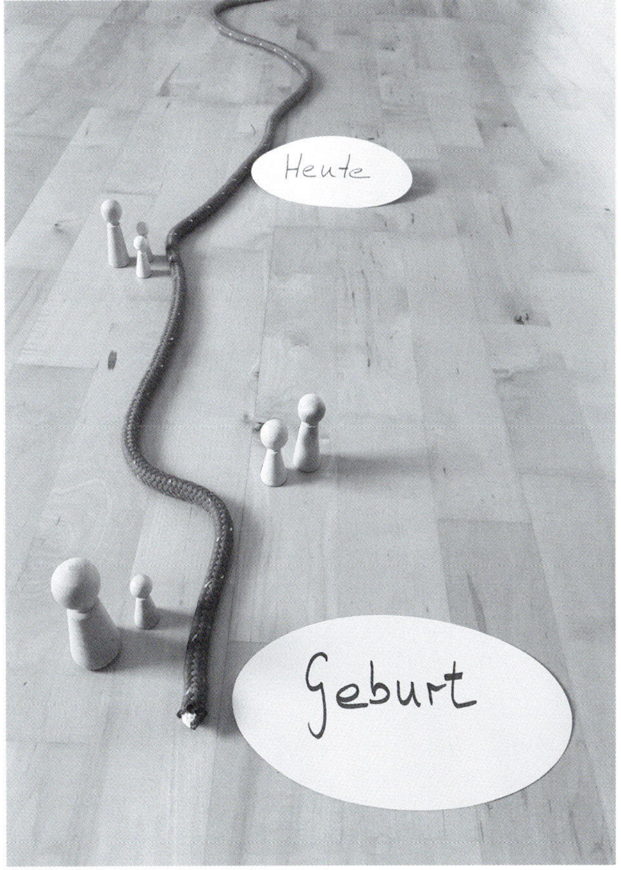

Abbildung 15: So kann ein Zeit-Fluss aussehen.

Jetzt kann man überlegen: was ist schon alles passiert in meinen Leben?
Man spricht über alle wichtigen Erlebnisse.
Für jedes Erlebnis sucht man einen Gegenstand aus.
Das können Muscheln sein oder Blumen oder Steine oder auch etwas ganz anderes.
Dann legt man die Gegenstände an die richtige Stelle neben dem Seil.
Was ganz früh passiert ist, kommt nahe an den Anfang. Was später passiert ist, kommt weiter hinten.
Diese Methode zeigt: jeder Mensch hat schon viel erlebt und viel geschafft in seinem Leben.
Das gibt Kraft und Mut.
Dadurch versteht man manchmal besser: Deshalb bin ich so, wie ich bin.
Es ist wichtig, dass man nicht nur die schlechten Momente aussucht.
Es ist Platz für schlechte **und** gute Erlebnisse!

Man kann auch in die Zukunft planen: was soll da passieren?
Was wünsche ich mir?
Auch dafür kann man Gegenstände hinlegen.
Die liegen dann zwischen dem Punkt für Heute und dem Ende vom Seil.

Diese Arbeit macht oft viel Spaß. Und sie zeigt: in unserem Leben ist immer viel los!

4.3.6 Das Innere Team

Manchmal können sich Ratsuchende nicht entscheiden.
Oder sie kommen nicht weiter, weil in ihnen ein großes Durcheinander ist.
Eine Person möchte etwas und gleichzeitig möchte sie das Gegenteil davon.
Oder die Person weiß gar nicht, was sie überhaupt will.

Diese Methode bringt Ordnung in das Durcheinander. Sie heißt: das Innere Team.
Das Innere Team ist ein sprachliches Bild.
Es bedeutet: jeder Mensch hat viele verschiedene Anteile oder Stimmen in sich.
Ein Teil von mir möchte das eine, ein anderer Teil möchte etwas anderes.

Die Beraterin findet gemeinsam mit dem Ratsuchenden heraus:
Welche inneren Stimmen gibt es bei dem Ratsuchenden zu einem Problem oder zu einer Lösung.

Hier ist ein Beispiel:
Herr S. wohnt bei seinen Eltern. Er möchte ausziehen. Aber er kann sich noch nicht entscheiden.
Herr S. könnte diese inneren Stimmen haben:
„Ich bin erwachsen, ich lebe mein eigenes Leben."
„Man lässt seine Eltern nicht allein. Sie tun so viel für mich."
„Ich habe Angst – was, wenn ich alleine nicht klarkomme?"
„Ich kann das und habe Lust drauf."
„Meine Freunde lachen mich bestimmt manchmal aus, weil ich noch zuhause wohne"

„Ich werde meine Eltern sehr vermissen, auch davor habe ich Angst.“

Jede Stimme bekommt ein eigenes Foto oder einen Gegenstand. Die kann man dann auf den Tisch legen.
Sabine Stahl hat Fotos gemacht, die man gut für das Innere Team benutzen kann. Diese Fotos kann man hier bestellen: https://www.lebenshilfe.de/shop/artikel/innere-helfer/

Manche Stimmen passen gut zueinander. Manche Stimmen streiten miteinander.
So liegt das ganze Innere Team in Bildern oder Gegenständen vor dem Ratsuchenden. Er kann es dann leichter sortieren.

Noch ein Beispiel zum Inneren Team ist auf Seite 135.

4.3.7 Der Wut-Eimer

Manchmal kommen Ratsuchende in die Beratung und sind sehr wütend auf eine andere Person oder ein Erlebnis.
Der Ratsuchende ist so wütend, dass er nicht an eine Lösung denken kann.
Der Wut-Eimer kann helfen.
Man braucht dafür einen Eimer und Bauklötze. Der Eimer kann ein leerer Putzeimer oder ein leerer Papierkorb sein.
Man sagt dem Ratsuchenden: „Okay, Sie sind sehr wütend. Diese Wut muss vielleicht raus. Nehmen Sie für jeden wütenden Gedanken einen Bauklotz und werfen Sie ihn in den Eimer. Mit voller Wucht."

Wenn der Ratsuchende sich nicht traut: dann kann man es auch vormachen.
Der Ratsuchende merkt: ich darf hier auch wütend sein. Das tut gut.
Oder der Ratsuchende merkt: so wütend bin ich eigentlich gar nicht.

Wenn die Wut weg ist, findet man leichter eine Lösung.
Wichtig ist: es geht nicht darum, jemand anderen schlecht zu machen.
Wenn die Wut immer nur noch größer wird: dann ist das die falsche Methode. Dann sollte man damit aufhören.
Man kann den Wut-Eimer auch benutzen, wenn eine Situation wütend macht, die man nicht ändern kann.
Zum Beispiel Corona. Dann gibt der Wut-Eimer neue Energie.

Wenn man draußen unterwegs ist an einem Fluss oder an einem See, kann man auch Steine in den Fluss oder in den See werfen.

4.3.8 Anker

Auch das ist ein sprachliches Bild: Ein Anker hält ein Schiff fest. Damit das Schiff nicht wegschwimmt.
In der Beratung soll der Anker einen Gedanken festhalten.
Das bedeutet: man gibt der Ratsuchenden einen kleinen Gegenstand mit.
Dann kann sie sich auch im Alltag daran erinnern, was in der Beratung besprochen wurde.
Ein Anker kann alles sein. Zum Beispiel: eine Postkarte, ein Muggel-Stein, ein Foto, eine Perle, ein Halb-Edelstein, ...
Der Anker ist ein Geschenk für die Ratsuchende. Ein Anker soll also nicht teuer sein.

Viele Menschen haben gerne eine Erinnerung an ein wichtiges Gespräch.
Das hilft ihnen, im Alltag weiter an ihrem Plan zu arbeiten.

Auf Seite 126 ist ein Beispiel.

Literatur

BMAS. (2011a). *Übereinkommen der Vereinten Nationen über die Rechte von Menschen mit Behinderungen.* Bonn: Bundesministerium für Arbeit und Soziales.

BMAS. (2011b). *Übereinkommen der Vereinten Nationen über die Rechte von Menschen mit Behinderungen. Erklärt in leichter Sprache.* Bonn: Bundesministerium für Arbeit und Soziales.

BMAS. (2013). *Teilhabebericht der Bundesregierung über die Lebenslage von Menschen mit Beeinträchtigungen. Teilhabe – Beeinträchtigung – Behinderung.* Bonn: Bundesministerium für Arbeit und Soziales.

Bohus, M. & Wolf-Arehult, M. (2013). *Interaktives Skillstraining für Borderline-Patienten. Das Therapeutenmanual* (2. Aufl.). Stuttgart: Schattauer.

Braukmann, J., Heimer, A., Jordan, M., Maetzel, J., Schreiner, M. & Wansing, G. (2017). *Evaluation von Peer Counseling im Rheinland.* Endbericht. Kassel. Abgerufen am 16. 04.2022 von https://www.lvr.de/media/wwwlvrde/soziales/menschen mitbehinderung/1_dokumente/peer_counseling/170717_Peer_Counseling_End bericht.pdf

Buchner, T. (2011). Was wirkt und wie? Faktoren für ein erfolgreiches Gelingen von Psychotherapie für Personen mit intellektueller Behinderung. In K. Hennicke (Hrsg.), *Praxis der Psychotherapie bei erwachsenen Menschen mit geistiger Behinderung.* Marburg: Lebenshilfe-Verlag.

Caby, A. & Caby, F. (2013). *Die kleine psychotherapeutische Schatzkiste – Teil 2. Weitere systemisch-lösungsorientierte Interventionen für die Arbeit mit Kindern, Jugendlichen und Erwachsenen oder Familien* (2. Aufl.). Dortmund: Borgmann Media.

Caby, F. & Caby, A. (2011). *Die kleine psychotherapeutische Schatzkiste. Tipps und Tricks für kleine und große Probleme vom Kindes- bis zum Erwachsenenalter* (2. Aufl.). Dortmund: Borgmann Media.

De Shazer, S. (2009). *Worte waren ursprünglich Zauber. Von der Problemsprache zur Lösungssprache.* Heidelberg: Carl-Auer.

De Shazer, S. & Dolan, Y. (2015). *Mehr als ein Wunder. Lösungsfokussierte Kurzzeittherapie heute* (4. Aufl.). Heidelberg: Carl-Auer.

Dierolf, K. (2015). Ist Lösungsfokussierung ein systemischer Ansatz? *Zeitschrift für systemische Therapie und Beratung, 2,* 63–69.

Doose, S. (2013). *„I want my dream!“ Persönliche Zukunftsplanung. Neue Perspektiven und Methoden einer personenzentrierten Planung mit Menschen mit und ohne Beeinträchti-*

gungen (10. Aufl.). Neu-Ulm: AG SPAK, Arbeitsgemeinschaft sozialpolitischer Arbeitskreise.

Dorsch, F., Häcker, H. & Stapf, K. (1994). *Psychologisches Wörterbuch* (12. Aufl.). Bern: Huber.

Došen, A. (2018). *Psychische Störungen, Verhaltensprobleme und intellektuelle Behinderung. Ein integrativer Ansatz für Kinder und Erwachsene* (2. Aufl.). Bern: Hogrefe.

Elstner, S., Schade, C. & Diefenbacher, A. (2012). *DBToP-gB-Manual für die Gruppenarbeit – an der Dialektisch Behavioralen Therapie orientiertes Programm zur Behandlung Emotionaler Instabilität bei Menschen mit geistiger Behinderung.* Bielefeld: Bethel-Verlag.

Emrich, C., Gromann, P. & Niehoff, U. (2012). *Gut leben. Persönliche Zukunftsplanung realisieren – ein Instrument* (2. Aufl.). Marburg: Lebenshilfe-Verlag.

Feinen, S. (2017). *Die Rolle der systemischen Beratung innerhalb des Peer Counseling.* Abgerufen am 23.05.2022 von https://www.peer-counseling.org/attachments/article/6/Feinen,%20Stephanie%20-%20Systemisch%20Beratung.pdf

Fritzsche, K. & Hartman, W. (2014). *Einführung in die Ego-State-Therapie* (2. Aufl.). Heidelberg: Carl-Auer.

Früchtel, F., Budde, W. & Cyprian, G. (2007). *Sozialer Raum und Soziale Arbeit: Fieldbook: Methoden und Techniken.* Wiesbaden: VS Verlag für Sozialwissenschaften.

Glasenapp, J. (2011). Hilfe – mein Therapeut versteht nur Nichtbehinderte! Über den mühsamen Weg in und durch die Verhaltenstherapie. In K. Hennicke (Hrsg.), *Praxis der Psychotherapie bei erwachsenen Menschen mit geistiger Behinderung.* Marburg: Lebenshilfe-Verlag.

Glasenapp, J. (2013). *Emotionen als Ressourcen. Manual für Psychotherapie, Coaching und Beratung.* Basel: Beltz.

Glasenapp, J. (2019). In: *Psychotherapie für Menschen mit intellektueller Entwicklungsstörung (geistiger Behinderung). Fragen und Antworten für interessierte Psychotherapeutinnen und Psychotherapeuten.* Abgerufen am 21.08.2021 von https://www.lpk-bw.de/sites/default/files/fachportal/behinderung/20191023-psychotherapie-geistige-behinderung-fragen-antworten-pdf.pdf

Grawe, K. & Grawe-Gerber, M. (1999). Ressourcenaktivierung. Ein primäres Wirkprinzip der Psychotherapie. *Psychotherapeut, 44*, 63–73. https://doi.org/10.1007/s002780050149

Hennicke, K. (2011). Psychotherapie – ein notwendiges, gesundheitsbezogenes Angebot für Menschen mit geistiger Behinderung. In K. Hennicke (Hrsg.), *Praxis der Psychotherapie bei erwachsenen Menschen mit geistiger Behinderung* (S. 7–22). Marburg: Lebenshilfe-Verlag.

Hermes, G. (2006). Peer Counseling – Beratung von Behinderten für Behinderte als Empowerment-Instrument. In H. Schnoor (Hrsg.), *Psychosoziale Beratung in der Sozial- und Rehabilitationspädagogik* (S. 74–85). Stuttgart: Kohlhammer.

Kaiser Rekkas, A. (2013). *Klinische Hypnose und Hypnotherapie. Praxisbezogenes Lehrbuch für die Ausbildung* (6. Aufl.). Heidelberg: Carl-Auer.

Linehan, M. (1996). *Trainingsmanual zur dialektisch-behavioralen Therapie der Borderline-Persönlichkeitsstörung.* München: CIP-Medien.

Lingg, A. & Theunissen, G. (2013). *Psychische Störungen und geistige Behinderung. Ein Lehrbuch und Kompendium für die Praxis.* Freiburg: Lambertus.

Ludewig, K. (2005). *Einführung in die theoretischen Grundlagen der systemischen Therapie.* Heidelberg: Carl-Auer.

McGoldrick, M. & Gerson, R. (1990). *Genogramme in der Familienberatung.* Bern: Hans Huber.

McGoldrick, M., Gerson, R. & Petry, S. (2022). *Genogramme in der Familienberatung.* Bern: Hogrefe.

Moor, P. (1965). *Heilpädagogik. Ein pädagogisches Lehrbuch.* Bern: Hans Huber.

Nemetschek, P. (2011). *Milton Erickson lebt!.#.: Eine persönliche Begegnung.* Stuttgart: Klett-Cotta.

Oerter, R. (1995). Kindheit. In R. Oerter & L. Montada (Hrsg.), *Entwicklungspsychologie* (3. Aufl.). Weinheim: Beltz.

Pantucek-Eisenbacher, P. (2009). *Soziale Diagnostik. Verfahren für die Praxis sozialer Arbeit* (2. Aufl.). Wien: Böhlau.

Peichl, J. (2007). *Innere Kinder, Täter, Helfer & Co. Ego-State-Therapie des traumatisierten Selbst.* Stuttgart: Klett-Cotta.

Precht, D. (2007). *Wer bin ich – und wenn ja wie viele? Eine philosophische Reise.* München: Goldmann.

Reddemann, L. (2005). *Imagination als heilsame Kraft. Zur Behandlung von Traumafolgen mit ressourcenorientierten Verfahren* (11. Aufl.). Stuttgart: Pfeiffer bei Klett-Cotta.

Revenstorf, P. (2009). *Hypnose in Psychotherapie, Psychosomatik und Medizin. Manual für die Praxis* (2. Aufl.). Heidelberg: Springer. https://doi.org/10.1007/978-3-540-68549-4

Roth, B. (2015). *The Achievement habit. Stop wishing. Start Doing. And take command of your life.* New York: Harper Business.

Saathoff, B. (2011). Traumatherapie bei Menschen mit geistiger Behinderung – eine Fallgeschichte. In K. Hennicke, *Praxis der Psychotherapie bei erwachsenen Menschen mit geistiger Behinderung.* Marburg: Lebenshilfe-Verlag.

Sandfort, L. (1996). *Ratschlagen will gelernt sein. Dokumentation zur ersten Weiterbildung zum/zur Peer CounselorIn ISL. Schriftenreihe zum selbstbestimmten Leben Behinderter* (Bd. 7). Kassel: bifos Eigenverlag.

Sappok, T. & Zepperitz, S. (2019). *Das Alter der Gefühle. Über die Bedeutung der emotionalen Entwicklung bei geistiger Behinderung (2. Aufl.).* Bern: Hogrefe. https://doi.org/10.1024/85955-000

Sappok, T., Zepperitz, S., Barrett, B. & Došen, A. (2018). *Skala der Emotionalen Entwicklung – Diagnostik.* Bern: Hogrefe.

Satir, V. (2010). *Mein Weg zu dir. Kontakt finden und Vertrauen gewinnen* (10. Aufl.). München: Kösel-Verlag.

Satir, V. & Baldwin, M. (1999). *Familientherapie in Aktion. Die Konzepte von Virginia Satir in Theorie und Praxis* (5. Aufl.). Paderborn: Junfermann.

Schanze, C. (2014). *Psychiatrische Diagnostik und Therapie bei Menschen mit Intelligenzminderung. Ein Arbeits- und Praxisbuch für Ärzte, Psychologen, Heilerziehungspfleger und Pädagogen* (2. Aufl.). Stuttgart: Schattauer.

Schauer, M., Nenner, F. & Elbert, T. (Hrsg.). (2011). *Narrative exposure therapy. A short-term treatment for traumatic stress disorders* (2. Aufl.). Cambridge: Hogrefe.

Scherwarth, C. & Friedrich, S. (2012). *Soziale und pädagogische Arbeit bei Traumatisierung.* München: Ernst-Reinhardt-Verlag.

Schlippe, A. von & Schweitzer, J. (1998). *Lehrbuch der systemischen Therapie und Beratung* (5. Aufl.). Göttingen: Vandenhoeck & Ruprecht.

Schlippe, A. von & Schweitzer, J. (2012). *Lehrbuch der systemischen Therapie und Beratung I. Das Grundwissen.* Göttingen: Vandenhoeck & Ruprecht.

Schulz von Thun, F. (2000). *Miteinander reden/3. Das „Innere Team" und situationsgerechte Kommunikation: Kommunikation, Person, Situation* (24. Aufl.). Reinbek: Rowohlt Taschenbuch.

Seidel, M. (2015). Psychische Störungen als fachliche Herausforderung für Behindertenhilfe und Psychiatrie. In M. Seidel (Hrsg.), *Grundsätzliche und spezielle Aspekte der gesundheitlichen Versorgung von Menschen mit geistiger Behinderung* (Bd. 35, S. 60–68). Berlin: DGSGB.

Senckel, B. (2006). *Du bist ein weiter Baum. Entwicklungschancen für geistig behinderte Menschen durch Beziehung* (3. Aufl.). München: C.H. Beck. https://doi.org/10.17104/9783406699467

Simon, F. (2008). *Einführung in Systemtheorie und Konstruktivismus* (3. Aufl.). Heidelberg: Carl-Auer.

Simon, F. & Rech-Simon, C. (2009). *Zirkuläres Fragen. Systemische Therapie in Fallbeispielen* (8. Aufl.). Heidelberg: Carl-Auer.

Stahl, S. (2012). *So und So. Beratung für Erwachsene mit sogenannter geistiger Behinderung.* Marburg: Lebenshilfe-Verlag.

Tatzer, E. & Schubert, M. (1988). Systemtherapie im Kinderheim. Das Heimkind zwischen Institution und Familie. In L. Reiter, E.J. Brunner & S. Reiter-Theil (Hrsg.), *Von der Familientherapie zur systemischen Perspektive.* Berlin: Springer.

Theunissen, G., Kulig, W. & Schirbort, K. (Hrsg.). (2007). *Handlexikon Geistige Behinderung. Schlüsselbegriffe aus der Heil- und Sonderpädagogik, Sozialen Arbeit, Medizin, Psychologie, Soziologie und Sozialpolitik.* Stuttgart: Kohlhammer.

Theuretzbacher, K. & Nemetschek, P. (2011). *Coaching und systemische Supervision mit Herz, Hand und Verstand* (2. Aufl.). Stuttgart: Klett-Cotta.

Watkins, J.G. & Watkins, H.H. (2012). *Ego-States – Theorie und Therapie. Ein Handbuch* (3. Aufl.). Heidelberg: Carl-Auer.

Weiss, T. (1988). *Familientherapie ohne Familie. Kurztherapie mit Einzelpatienten.* München: Kösel.

Wenninger, G. (Hrsg.). (2001). *Lexikon der Psychologie in fünf Bänden. M-Ref.* Heidelberg: Spektrum Akademischer Verlag.

Werther, F. (2011). „Oh, bin ich doof" – Tiefenpsychologisch fundierte Psychotherapie bei einer Patientin mit Intelligenzminderung und (auto)aggressivem Verhalten im Rahmen einer Kassenpraxis. In K. Hennicke (Hrsg.), *Praxis der Psychotherapie bei erwachsenen Menschen mit geistiger Behinderung.* Marburg: Lebenshilfe-Verlag.

Zimbardo, P. (1995). *Psychologie* (6. Aufl.). Berlin: Springer. https://doi.org/10.1007/978-3-662-22364-2

Abbildungsverzeichnis

Abbildung 1: Ein Mobile als eingängige Metapher für ein System.
Abbildung 2: Grundlegende Genogrammsymbole nach McGoldrick, Gerson & Petry (2022).
Abbildung 3: Paarbeziehungen nach McGoldrick, Gerson & Petry (2022).
Abbildung 4: Exemplarisch ist hier das Genogramm von Jessica dargestellt. Sie hat zwei Halbbrüder, Max und Tim, aus der ersten Ehe ihres Vaters und eine jüngere leibliche Schwester, Lia. Die Großeltern mütterlicherseits spielen in ihrem Leben eine wichtige Rolle und sind daher eingezeichnet.
Abbildung 5: Einfaches Netzwerk ohne Kategorisierung der Personen.
Abbildung 6: Netzwerk in Form einer Matrix mit Kategorisierung, nach Pantucek-Eisenbacher (2009).
Abbildung 7: So könnte eine Skulptur aussehen, bei der zwei Personen eine dritte Person ausschließen (Nähe der Darstellung, Blickrichtungen) oder sich eine Person von zwei anderen ausgeschlossen fühlt.
Abbildung 8: Eine Skala von 1 bis 10.
Abbildung 9: Das Regal zur Ordnung im Kopf.
Abbildung 10: Eine Uhr verdeutlicht der Klientin die zeitliche Relation ihres Streits.
Abbildung 11: Ein lachender, ein trauriger, ein wütender und ein ängstlicher Smiley zur Bezeichnung von Gefühlen – nicht künstlerisch wertvoll, aber klar im Ausdruck.
Abbildung 12: Kreis der Gefühle einer Klientin, die sehr viel Wut verspürt und kaum Zugang zu ihren Ängsten hat. (Es ist durchaus typisch für Klientinnen mit Lernschwierigkeiten, dass sie die Einteilung nicht von einem Mittelpunkt aus wie Kuchenstücke zeichnen, sondern so wie hier dargestellt; das tut der Methode keinen Abbruch.)

Abbildung 13: Beispiel für einen Vertrag in leichter Sprache.
Abbildung 14: Eine Skala mit den Zahlen 1 bis 10.
Abbildung 15: So kann ein Zeit-Fluss aussehen.

Tabellenverzeichnis

Tabelle 1: Die Motivationswaage einer Klientin, die klären möchte, ob sie den Plan abzunehmen weiterverfolgt oder nicht.

Über die Autorin

Veronika Hermes ist Diplom-Psychologin, systemische Paar- und Familientherapeutin und systemische Supervisorin. Neben ihrer Arbeit im psychologischen Fachdienst in einer Einrichtung für Menschen mit Lernschwierigkeiten ist sie als Supervisorin, Dozentin und Fachautorin tätig.

Sachwortverzeichnis

A

Abschied nehmen 130
Abschiedsgeschenk 164
Abschlussinterventionen 116, 164
Abstraktionsniveau 38, 66, 92
Abwesende einbeziehen 128
Allparteilichkeit 35
Alltags-Invalidierung 31
Ambivalenzen, Umgang mit 133
Anerkennung 155
Angst 69, 155
Ängstlichkeit 146
Anker 116, 126, 164
- Besonderheiten bei Intelligenzminderung 127
- Wann und wieso 126
- Wie 126
Anpassungen 11, 15
- Rahmen 44
Anschlussfähigkeit des Therapeuten 15
Antwortalternativen 50
Atemübungen 140
Atmung, vertiefte 145
Aufmerksamkeit, reduzierte 54
Aufschreiben 66
Auftraggeber 58
Auftragsklärung 58
- Was 59
- Wer 58
Aufzeichnen 66
Auslachen 52
Austausch, interdisziplinärer 62
Autismus 50, 152
Autonomie 40

B

Barrierefreiheit 46
Behinderung, geistige 11, 14
- Begriff 13
Beratung 12
- Dauer, gesamte 55
- Grundsätze, systemische 23
Beratungsabschluss 164
Beratungsprozess 158
Beratungssuche/-empfehlung 58
Berg, I.K. 104
Besucher 59
Betreuer, gesetzlicher 40
Bewegung 141
Beziehung, gute therapeutische 36
Bilder, emotional verankerte 51
Blickwinkelveränderung 91, 114
Bodyscan 145
Borderline-Persönlichkeitsstörung 153
Brief an einen Verstorbenen 128, 130
- Besonderheiten bei Intelligenzminderung 131
- Wann und wieso 131
- Wie 130
Buchner, T. 58

C

Caby, A. 15
Caby, F. 15
Coaching 23, 141

D

DBT/Dialektisch-behaviorale Therapie 153
DBToP-gB 154
Denken, anderes 91
Denken, zirkuläres 26, 28
de Shazer, St. 36, 59, 104
Diamantkräfte 107
- Besonderheiten bei Intelligenzminderung 109
- Wann und wieso 108
- Wie 107
Došen, A. 70
Doose, St. 38
Doppeldiagnosen 14
Druck aushalten 107
Düfte 68

E

Echolalien 50
Einschränkungen, sprachliche 45
Einzeltherapie, systemische 41
Ekel 69
Elstner, S. 154
Enthospitalisierung 14
Entspannungsübungen 144
- Besonderheiten bei Intelligenzminderung 146
- Wann und wieso 146
- Wie 145
Entwicklung, emotionale 69
- bei Menschen mit geistiger Behinderung 70
- Förderung 150
Erickson, M. 25
Erkrankung, psychische 14, 23
Evaluation der Therapie 161
Expertentum 33
- bei Menschen mit geistiger Behinderung 33
Expositionstherapie, narrative/NET 149

F

Fach-/Fremdwörter 47
Familienstammbaum 75
Familientherapie 23, 40
- Metapher Mobile 23
Fantasiereisen 140, 144, 153
- Besonderheiten bei Intelligenzminderung 146
- Kontraindikationen 146
- Wie 145
Figurengruppe 83
Filme 150
Förderstätte 40
Formulierungen 12
Fotos 150
Frage nach der Ausnahme 109
- Besonderheiten bei Intelligenzminderung 111
- Wann und wieso 110
- Wie 109
Frage nach der Verschlimmerung 113
- Besonderheiten bei Intelligenzminderung 115
- Wann und wieso 114
- Wie 114
Fragen, offene 49
Fragen, systemische 39, 100
Fragen, zirkuläre 27, 41, 61, 91, 101, 105, 124, 128, 135, 162
- Wann und wieso 92
- Wie 91
Freiraum, gedanklicher 133
Freude 69

G

Gefühle 69
Gefühle ausdifferenzieren u. benennen 150
Gefühle erarbeiten 150
Gefühle im Kreis 153
Gefühle in der DBT 153
Gefühle und Fotos 150
Gefühle und Piktogramme 151

Gefühle und Puppen 152
Gehirn 51, 53, 66
Genogramm 75, 101
- Besonderheiten bei Intelligenzminderung 79
- Symbole 76
- Wann und wieso 79
- Wie 76
Geschichte 14
Gesellschaftsspiele 67
Gespräche, abschweifende 54
Gespräche beim Gehen 141
Glasenapp, J. 45, 153
Grundemotionen 150
Gut leben 38

H

Handlungsimpuls, gefühlsbedingter 69
Handpuppen 65
Hausaufgaben 116
- Besonderheiten bei Intelligenzminderung 118
- Wann und wieso 118
- Wie 117
Hemisphäre, linke/rechte 51
Herkunftsfamilie 40
Homöostase 24
Humor 52, 129
Hypnosen 146

I

Imaginationen 146
Indexpatient 23, 62, 78
Inklusion 11, 37
Intelligenzminderung 12
Interaktionsstörungen, familiäre 23
Interventionen, paradoxe 119
Interventionen zwischen Sitzungen 116
Introspektion 14
Ironie 47

J

Ja-Setting 145
Ja-Stimmung 156

K

Kaiser Rekkas, A. 147
Kalender 67
Kistenkobolde 152
Klagende 59
Klientenkategorisierung 59
Konjunktiv 47, 115
Konstruktivismus 12, 30, 155
Konzentrationsvermögen, reduziertes 54
Körperwahrnehmung 140
Kunden 60
Kurzzeitgedächtnis 50, 66
Kurzzeittherapie, lösungsfokussierte 36, 104
Kybernetik zweiter Ordnung 30

L

Lachen, gemeinsames 52
Lebensfluss 147
Linehan, M. 153
Lösungsorientierung 36, 106
Luhmann, N. 24
Lust 69

M

Mailänder Modell 25, 116
Mandalas 67
Marionettentheaterstück 152
Massagen 67
Material 65
McGoldrick, M. 75
Metaphern 50
Methoden
- angepasste 74
- gestalterische 140
- systemische 11
- unterbewusstsein- u. körperaktivierende 140
Minucchin, S. 23
Mobile 23, 25
Moor, P. 74
Motivationswaage 135, 136, 138
- Besonderheiten bei Intelligenzminderung 138

- Wann und wieso 137
- Wie 137

N

Netzwerkkarte 80, 113
- Wann und wieso 81
- Wie 80

Neutralität 35, 144
Non-Suizid-Vertrag 161
Notfallkoffer 116, 122, 155
- Besonderheiten bei Intelligenzminderung 124
- Wann und wieso 124
- Wie 123

P

Palazzoli, M. S. 23, 116
Pantucek-Eisenbacher, P. 81
Partner 40
People first 13, 46
Persönliche Zukunftsplanung 38
Piktogramme 151
Piktogrammsammlungen 67
Portraits 151
Precht, D. 86
Problemverschlimmerung 113
Prozessverläufe 158
Psychiatrie-Enquete 14
Psychotherapie, Recht auf 15
Puppen 152

Q

Qi Gong 140

R

Rahmen, zeitlicher 54
Redewendungen 47
Reframing 93
- Besonderheiten bei Intelligenzminderung 95
- Wann und wieso 94
- Wie 94

Regelkreise 26
Reise an einen sicheren Ort 146
Relationen verdeutlichen 111
- Besonderheiten bei Intelligenzminderung 113
- Wann und wieso 113
- Wie 111

Ressourcenaktivierung 100
Ressourcenfragen 100
- in die Gegenwart 101
- in die Vergangenheit 101
- in die Zukunft 101
- Wann und wieso 102
- Wie 100

Ressourcen-Genogramm 101
Ressourcenorientierung 36, 121, 123
Ressourcenquelle 163
Revenstorf, P. 147

S

Sarkasmus 47
Satir, V. 23
Satzbau, einfacher 47
Schimpfen 142
Schubert, M. 61
Schulz von Thun, F. 133
Schweigepflicht 61, 159
Schweigepflichtentbindung 63
Schweitzer, J. 23
Seile 147, 164
Selbstbefähigung 62
Selbstbeobachtung 14
Selbstberuhigung 122
Selbstbestimmung 14, 33, 37, 38, 40, 62, 133, 139
Selbstbewusstsein 61
Selbstwahrnehmung 155
Selbstwert 102, 163
Selbstwirksamkeit 37, 38, 125, 163
SEO 70
Settingsgestaltung 54
Simon, F. 27
Sinnhaftigkeit 95
Sitzungsfrequenz 57
Sitzungsinhalt 54
Sitzungslänge 54

Skalierung 95, 124, 162
- Besonderheiten bei Intelligenzminderung 98
- Wann und wieso 98
- Wie 97
Skulpturarbeit 83, 128, 135, 141
- Wann und wieso 85
- Wie 84
Smiley 151
Spannungsbewusstsein 124
Spannungszustände, erhöhte 122
Spaziergang 141
Spiegeln 155
Spiele 67
Sprachbilder 51
Sprache, bildliche 47
Sprache, leichte 45, 60
- Beschreibung 46
- in Beratung/Therapie 48
- Regeln 47
Stärken des Klienten 36, 37, 95, 100
Stattdessen-Frage 52
Stigmatisierung 13
Stofftiere 65
Stundenanzahl, begrenzte 55
Suche nach dem Guten 100
Supervision 23
Symptomträger 23, 40
System 22, 23
- Beraterin und Klient 158
- Gleichgewicht 24
- im Blick 75
- Metapher Mobile 23
- Mitglieder/Verbindungen 24
Systeme von Menschen mit Behinderung 40
Systemverstörung 25

T
Tagebuch 116, 119, 162
- Besonderheiten bei Intelligenzminderung 121
- Kanal, visueller 121
- Wie 120
Tatzer, E. 61
Team, inneres 133, 141
Team, inneres anhören 133, 141, 155
- Besonderheiten bei Intelligenzminderung 135
- Visualisieren 134
- Wann und wieso 135
- Wie 134
Theorie, systemische 22
Therapie 12
- Dauer, gesamte 55
- Historie 14
- Machbarkeit 15
Therapiezeitvereinbarung 159
Tranceinduktion 146
Transferleistungen, kognitive 12
Trauer 69, 130, 155
Traumapädagogik 107
Tue das Ungewöhnliche 128
- Besonderheiten bei Intelligenzminderung 129
- Wann und wieso 129
- Wie 129

U
Überweisungskontext 58
Umgang, gestalterischer mit dem inneren System 86
- Wann und wieso 90
- Wie 88
Und statt Aber 53
Unlust 69
Unruhe, innere erhöhte 146

V
Validierung 155
- Besonderheiten bei Intelligenzminderung 156
- Wann und wieso 156
- Wie 155
Veränderungen wahrnehmen 161, 164
- Besonderheiten bei Intelligenzminderung 163
- Wann und wieso 162
- Wie 162
Verhalten, aggressives 122
Verhalten, eingefahrenes 25

Verhalten, impulsives 69
Verhaltensfunktion 26, 28
Verhalten, sinnvolles 28
Verläufe 158
Verneinungen 47
Verstanden werden 45
Verstörung 25
Verträge 158
- Besonderheiten bei Intelligenzminderung 161
- Wann und wieso 159
- Wie 159
Visualisierung 50, 66
von Schlippe, A. 22, 23, 27

W

Wahrnehmung 30, 155
Wahrnehmungsveränderung, gefühlsbedingte 69
Wahrnehmungsveränderung im Beratungsprozess 158
Walk and Talk 140, 141
- Besonderheiten bei Intelligenzminderung 142
- Wann und wieso 141
- Wie 141
Weiss, T. 41, 114, 119
Wertschätzung 137, 155
Wirklichkeit, gemeinsame objektive 30
Wörter, einfache 47
Wunderfrage 36, 104
- Besonderheiten bei Intelligenzminderung 106
- Wann und wieso 106
- Wie 105
Wut 69
Wut, arbeiten mit 155
Wuteimer 106, 140, 142
- Besonderheiten bei Intelligenzminderung 144
- Wann und wieso 144
- Wie 142

Z

Zeichnungen 67
Zeiten, problemfreie 109
Zeitfluss 141, 147, 164
- Besonderheiten bei Intelligenzminderung 149
- Wann und wieso 148
- Wie 148
Zukunftsgestaltung, eigene 33
Zukunftsplanung 37
Zusammenhänge, familiäre 75